轻断食迷局

贾洪信　杨雪　主编

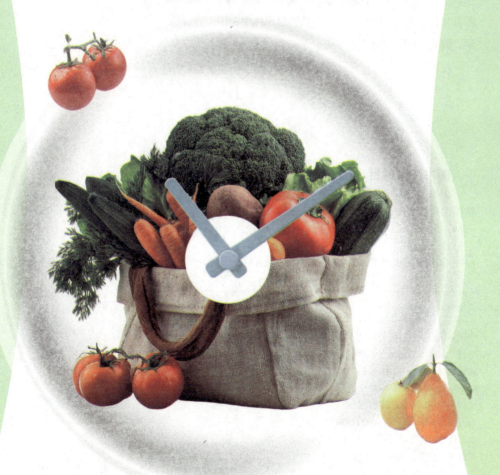

中国纺织出版社有限公司

内 容 提 要

　　轻断食是一种流行的饮食方式，它并非完全禁食，而是通过合理安排进食与禁食的时间，来达到减脂、改善代谢等效果。轻断食的核心逻辑，是通过周期性的饮食控制，让身体在断食期消耗储存的能量，从而促进脂肪燃烧、改善代谢功能。科学研究表明，对特定人群来说，轻断食确实可以带来诸多益处。希望你能用科学家般的理性看待饮食方案，用园丁般的耐心培育代谢健康，也希望这本书能成为你在轻断食旅程中的一盏明灯，帮助你从盲目跟风中突围，养成科学、健康、可持续的生活方式。

图书在版编目（CIP）数据

　　轻断食迷局 / 贾洪信，杨雪主编 . -- 北京：中国纺织出版社有限公司，2025.8. -- ISBN 978-7-5229 -2897-5

　　Ⅰ . R161

　　中国国家版本馆 CIP 数据核字第 20254AB231 号

责任编辑：金鑫　国帅　　责任校对：王花妮　　责任印制：王艳丽

中国纺织出版社有限公司出版发行

地址：北京市朝阳区百子湾东里 A407 号楼　邮政编码：100124

销售电话：010—67004422　传真：010—87155801

http://www.c-textilep.com

中国纺织出版社天猫旗舰店

官方微博 http://weibo.com/2119887771

山东博雅彩印有限公司印刷　各地新华书店经销

2025 年 8 月第 1 版第 1 次印刷

开本：710×1000　1/16　印张：9

字数：108 千字　定价：59.80 元

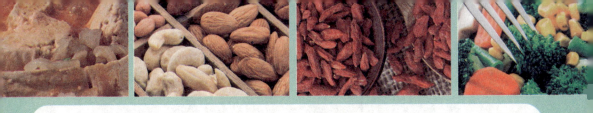

前　言 Preface

轻断食为何流行？我们忽略的真相

近年来，轻断食作为一种潮流健康生活方式迅速风靡全球。从社交媒体上的网红推荐，到科学研究的背书，轻断食似乎成了减肥、抗衰老、提升代谢的"万能钥匙"。然而，在这股热潮背后，我们是否真正理解了轻断食的本质？又是否忽视了其中潜藏的风险与陷阱？

轻断食的核心逻辑，是通过周期性的饮食控制，让身体在断食期消耗储存的能量，从而促进脂肪燃烧、改善代谢功能。科学研究表明，对特定人群来说，轻断食确实可以带来诸多益处，如降低胰岛素抵抗、减少炎症反应，甚至延缓衰老。

然而，这些理想化的效果往往需要建立在严格的执行条件上，同时还要以个体适配为基础。但在现实中，许多人盲目跟风，忽略了轻断食的复杂性和潜在风险，最终不仅未能达到预期效果，反而陷入了健康困境。

轻断食的流行，在本质上是现代人健康焦虑的投射。快节奏生活让人们渴望以"短平快"的方案解决自身的亚健康状态，而轻断食恰好提供了看似低门槛的入口：不需要计算能量，不需要购买昂贵补剂，甚至不需要运动。但数据显示，约65%的轻断食实践者在三个月内遭遇瓶颈期，其中超半数人因代谢补偿机制反弹更重（*Cell Metabolism* 2023）。

更值得警惕的是，某些网红推崇的"全天只喝果蔬汁""每周48小时断食"，本质上是以健康为名的变相节食。但事实上当热量缺口突破个体耐受阈值时，身体会启动"生存模式"：甲状腺激素T3下降、瘦素水平暴跌、肌肉分解加速，不但有损健康，甚至有可能最终引发"越饿越胖"的代谢悖论。

轻断食不该是一场自我惩罚的苦修，而应成为重新认识身体的契机。当你合上这本书时，希望你能用科学家般的理性看待饮食方案，用园丁般的耐心培育代谢健康，也希望这本书能成为你在轻断食旅程中的一盏明灯，帮助你从盲目跟风中突围，走向科学、健康、可持续的生活方式。

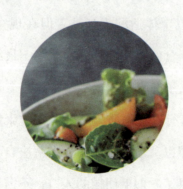

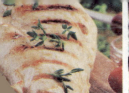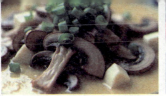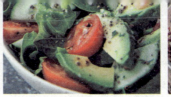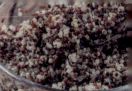

目 录 Contents

第 1 章　认识轻断食：从理论到现实的鸿沟

第 2 章　轻断食的五大陷阱

轻断食迷局

第3章 科学轻断食的核心原则

第4章 断食日低热量食谱：饱腹感与营养的平衡

第5章　复食期关键食谱：温和重启消化系统

第6章　非断食日营养强化食谱

第7章　特殊人群的轻断食陷阱与改良方案

附录

后记

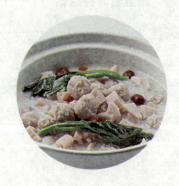

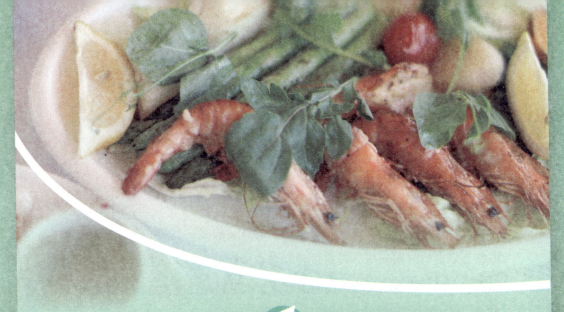

第 **1** 章

认识轻断食：
从理论到现实的鸿沟

在社交媒体上搜索"轻断食"，你会看到无数令人心动的标题——从"一周瘦五斤"到"逆转衰老"，轻断食似乎被包装成了一种简单易行的健康密码。然而，当人们真正尝试时，往往会发现，现实与理想之间存在着一道难以跨越的鸿沟。有人成功减重并精力充沛，也有人头晕脱发甚至健康恶化。这种差异的背后，隐藏着我们对轻断食本质的误解，以及身体复杂机制的无声反抗。

1.1 轻断食的定义：被误读的科学工具

　　轻断食是一种周期性限制能量摄入的饮食模式，其核心在于通过调整进食与禁食的时间安排，设定进食和禁食的时间窗口来运作，以此促进健康效益、减轻体重以及改善代谢指标等。常见轻断食模式有16:8模式和5:2模式。16:8模式是指每日仅在8小时内进食（如8:00-16:00），其余16小时禁食（可饮水、无糖茶/咖啡）；5:2模式是指每周5天正常饮食，2天摄入极低热量（女性约500大卡，男性约600大卡）。

　　从生理学角度看，轻断食的效果依赖以下几个机制：

1.代谢转换

　　在进食期间，身体主要使用葡萄糖作为能量来源。当进入断食期后，体内的血糖水平下降，胰岛素分泌减少，促使身体开始将储存的糖原分解为葡萄糖供能。一旦糖原储备耗尽，身体从依赖糖原转变为主要依赖脂肪作为能量来源。有证据表明这种转变有助于减轻体重和改善代谢健康。

2.细胞自噬作用

　　自噬是一种细胞保护性机制，可以清除受损的细胞器、错误折叠的蛋白质和病原体。禁食和热量限制是有效的非遗传自噬刺激途径。轻断食可以激活细胞自噬机制，帮助清除损坏的细胞组分，有助于细胞更新和修复，促进细胞健康，并可能降低患某些疾病的风险。

3.激素水平调整

　　轻断食能够影响包括胰岛素在内的多种激素水平，有助于改善胰岛素敏感性，降低血糖。研究发现，轻断食可以显著改善葡萄糖、脂质代谢受损和胰岛素敏感性，同时显著降低体重、腰围和糖化血红蛋白（HbA1c），还有助于在停止使用胰岛素后维持稳定的血糖水平。

4.炎症反应调控

一些研究表明，轻断食模式能够降低慢性低度炎症状态，这对于预防心血管疾病、糖尿病等慢性病具有重要意义。

1.2 理想与现实的碰撞：为何有人成功，有人受伤?

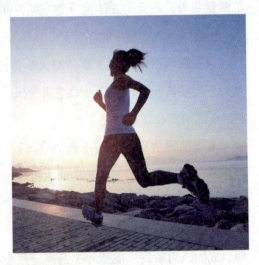

有研究显示，规律轻断食可使内脏脂肪减少3%～8%，尤其在配合运动时效果显著。动物实验甚至发现，定期轻断食的小鼠寿命延长了18%～30%。但这些光鲜的数据背后，往往附带着容易被忽视的前提条件——实验室环境、严格的营养监控，以及高度适配的实验对象。当轻断食进入现实生活，个体差异便成为决定成败的关键。

轻断食作为一种饮食模式，其效果因人而异，有人成功实现健康目标，也有人因操作不当而受伤，这主要与个体差异、实施方法、健康基础以及心理因素等多方面原因有关。以下从不同角度分析其中的原因：

1.代谢能力不同

每个人的基础代谢率、激素水平（如胰岛素、皮质醇）存在差异。代谢旺盛的人可能更容易适应轻断食，而代谢较慢或存在胰岛素抵抗的人可能因血糖波动出现头晕、乏力等症状。

2.健康状况影响耐受性

患有糖尿病、低血压、胃溃疡或进食障碍的人，轻断食可能加重病情。例如，糖尿病患者若未调整药物剂量，断食期间可能引发低血糖风险。

3.断食方案不合理

时间过长或频率过高：例如"每周多次长时间断食"，可能导致营养不足或代谢紊乱。

4.食物选择不当

断食期间摄入高糖、高脂的"欺骗餐"，或复食后暴饮暴食，均会抵消断食效果，甚至引发体重反弹或肠胃问题。

5.缺乏科学指导

盲目跟风网络方案（如"21天断食排毒"），忽视个体需求（如营养补充、运动搭配），可能导致健康受损。

6.忽视潜在健康问题

未提前评估身体状况（如通过体检、营养师咨询）即开始断食，可能掩盖或加重疾病。例如，长期断食可能引发营养不良性贫血或骨质疏松。

7.心理压力与情绪问题

断食期间若伴随焦虑、抑郁等情绪，可能通过"情绪性进食"破坏计划，或因压力激素（皮质醇）升高导致脂肪堆积。

轻断食者应避免极端化操作，不能将断食等同于"绝食"，或过度依赖代餐、减肥药，导致营养失衡或代谢损伤，也要避免短期内通过极端断食快速减重。这种方式难以坚持，复食后体重有可能迅速反弹，甚至引发"断食—暴食"循环。

1.3 重建与食物的关系：从对抗到对话

轻断食最危险的不良影响，或许是人与食物关系的扭曲。

一位大学生曾因断食后报复性暴食炸鸡导致住院，他在病床上说："我感觉食物像个敌人，要么完全控制它，要么被它打败。"这种"全有或全无"的思维，正是轻断食失败的心理根源。

要打破这种恶性循环，需要从认知到行为的系统重建：

1.认知重塑

将轻断食视为"饮食交响乐"而非"饥饿独奏曲"。就像音乐中需要休止符，适当的空腹期能够给我们的消化系统一个休息的机会，但不是让它陷入永无止境的匮乏状态。食物不仅是为了满足口腹之欲，更是我们身体和心灵的"养分"。当我们理解到适度的断食是对身体的一种调节而非惩罚时，我们才能以更健康的心态面对食物。

2.感官训练

通过感官的训练来减轻饥饿感。比如，在断食日，可以通过闻柠檬或薄荷精油来刺激嗅觉，研究表明，这种嗅觉刺激可以有效地减少30%的饥饿感。当大脑感受到清新气息时，它会误以为已经摄取了某种食物，从而帮助我们更好地度过饥饿期，而不至于过度焦虑。

3.奖励机制革新

传统的奖励机制，如"坚持三天奖励一顿大餐"，容易让我们将食物与惩罚和奖励挂钩，从而加深对食物的依赖与执着。我们可以革新奖励机制，用更加健康和积极的方式来奖励自己。例如，完成一个短期的轻断食目标后，可以选择参加一堂瑜伽课，去散步，与朋友聚会，或者享受一段安静的读书时光。这种奖励不仅有助于身体健康，也能够让心理状态得到放松和满足，逐渐将食物从"敌人"转变为更和谐的伙伴。

1.4 倾听身体的密语：饥饿、代谢与激素的三重奏

饥饿感远不只是"肚子叫"那么简单。当断食开始时，胃饥饿素（ghrelin）会飙升1.5倍，但72小时后逐渐回落，这就是为什么"饿过劲"后反而不觉得饿。而瘦素（leptin）的下降更为隐蔽：当体脂减少10%，瘦素水平会降低25%，向大脑发送"饥荒警报"，这也是减重后期瓶颈期的生理学解释。

长期轻断食可能引发连锁反应。一位从事高压力行业的项目经理，在坚持16∶8轻断食三个月后，腰围反而增加了5厘米。检测发现，他的皮质醇水平比正常值高40%，而人体长期处于高压力下，本就会导致皮质醇偏高，轻断食进一步放大了这种应激反应，最终触发"压力肥"。

更需警惕的是代谢适应的隐性代价。每减重1千克，基础代谢率会下降20～40千卡/天，而肌肉流失的代价更为沉重——如果断食日蛋白质摄入不足，每天可能流失几十克肌肉，相当于白白消耗一次力量训练的效果。因此，本书特别设计了"代谢守护清单"，指导读者通过晨间日光浴降低皮质醇，用亚麻籽油补充ω-3脂肪酸等方法，在轻断食中守护代谢健康。

轻断食就像一面棱镜，有人透过它看到健康的光谱，有人却被折射的幻象所伤。理解其科学本质，尊重身体的生物个性，重建与食物的共生关系，是跨越理论理想与现实鸿沟的三座桥梁。当我们不再把轻断食当作非黑即白的"对错题"，而是视为需要持续调试的"实践艺术"时，才能真正掌握这门身体的智慧。

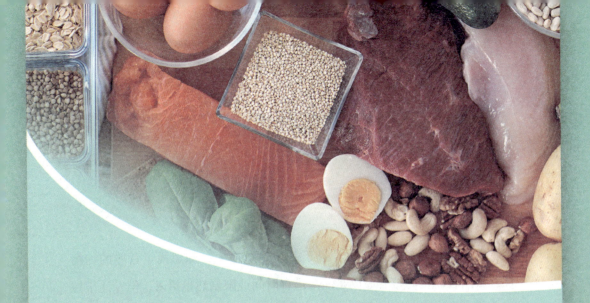

第 **2** 章

轻断食的五大陷阱

在轻断食的光环下，无数人满怀希望地踏上这段旅程，却在不经意间跌入健康黑洞。这些陷阱往往披着"自律""科学"的外衣，用短期效果掩盖长期风险。本章将通过真实故事与数据，揭开轻断食实践中最危险的五大陷阱。

2.1 陷阱一：营养失衡——热量 ≠营养密度

许多人在实施轻断食时，过于关注热量摄入，却忽视了营养的均衡性。虽然轻断食的核心原则是缩短进食时间或限制热量摄入，但专注于控制热量并不意味着可以忽视营养的全面摄入。这种误区可能导致营养密度不足，从而影响健康。

热量≠营养密度

热量是指食物为机体提供的能量，而营养密度则指食物中所含的维生素、矿物质、蛋白质、膳食纤维等营养素的丰富程度。两者并不完全对等。例如：高热量但低营养密度的食物有精制碳水化合物（如白米饭、白面包）、高糖零食和油炸食品等，这些食物提供大量热量，但缺乏关键的微量营养素。

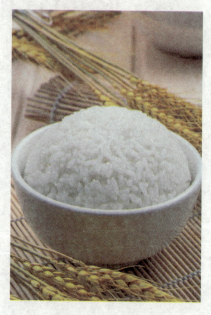

低热量但高营养密度的食物有绿叶蔬菜、瘦肉（如鸡胸肉、鱼）、坚果和豆类等，它们热量相对适中，却富含维生素、矿物质和抗氧化物质。

轻断食中的常见误区

1.只关注热量赤字，忽略食物质量

许多轻断食者会在进食窗口期选择高热量但低营养的食物，以求满足

短时间内的热量需求，而不考虑食物是否能提供足够的微量营养素。长期下来，这可能导致机体缺乏维生素和矿物质，影响身体免疫力、皮肤健康和代谢功能。

2.蛋白质摄入不足

轻断食期间，如果蛋白质摄入不足，可能会导致肌肉流失、基础代谢下降，甚至影响激素分泌和免疫系统的正常运作。因此，在进食窗口期，应优先补充高质量蛋白质，如鱼肉、鸡蛋、豆类和乳制品。

3.忽视膳食纤维和健康脂肪

为了快速获取能量，一些人在轻断食后摄入大量精制碳水化合物，而忽略富含膳食纤维的全谷物、蔬菜和健康脂肪（如坚果、牛油果）。膳食纤维有助于肠道健康，健康脂肪有助于激素平衡，缺乏这些营养可能会带来消化问题或长期代谢紊乱。

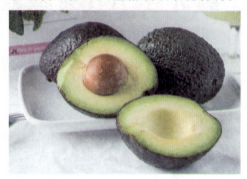

如何避免这一陷阱？

以"营养优先"原则选择食物，确保每餐的食物都富含高质量蛋白质、健康脂肪和膳食纤维，而不是单纯追求低热量或高饱腹感。

关注微量营养素摄入，避免因食物种类单一导致维生素和矿物质缺乏，可通过多样化饮食或必要时增加补充剂来优化营养摄入。

定期监测身体状况，观察是否出现疲劳、免疫力下降、肌肉流失等迹象，及时调整饮食结构。

轻断食的目标不只是减少热量，同时也是通过合理的食物选择来提升身体整体健康水平。只有同时关注热量和营养密度，才能真正发挥轻断食的作用，而不陷入营养失衡的陷阱。

28岁的林女士坚信"热量即王道",断食日只吃魔芋丝、零卡果冻和蛋白棒。三个月后,她体重下降5千克,却开始频繁感冒,指甲出现横向凹陷纹。血液检测显示,她的维生素D不足8ng/mL(正常值30～100ng/mL),锌含量仅为正常下限的60%。

科学解析

营养密度公式:营养质量指数(NQI)=(维生素+矿物质含量)/热量。一份200千卡的炸鸡NQI为0.3,而同等热量的三文鱼沙拉NQI达4.8。

隐性营养不良:长期低脂断食会导致脂溶性维生素(维生素A、维生素D、维生素E、维生素K)缺乏,引发免疫力下降、凝血功能障碍。

细胞修复的代价:细胞自噬需要足量蛋白质提供氨基酸原料,一项研究显示,断食日蛋白质摄入低于40克者,肌肉流失速度是达标者的2.3倍(《细胞代谢》2021)。

解决方案

采用"彩虹餐盘法"——每餐包含3种颜色以上的天然食材(如橙色的胡萝卜、绿色的蔬菜、紫色的紫甘蓝等)。

断食日必须保证每千克体重摄入1克蛋白质(60千克者需60克),优先选择鸡蛋、豆腐、鱼类等完整蛋白源。

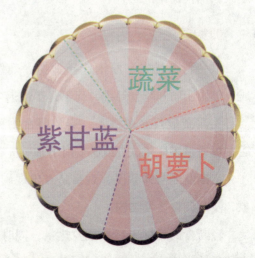

蔬菜
紫甘蓝
胡萝卜

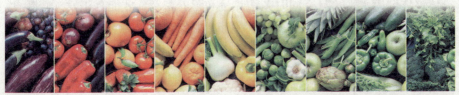

2.2 陷阱二：过度节食引发的代谢损伤

轻断食的核心理念是通过控制进食时间或热量摄入，帮助身体优化代谢、促进脂肪燃烧。然而，许多人在执行轻断食时，过度追求热量赤字，甚至无限制地减少食物摄入，反而导致代谢受损，适得其反。这种做法不仅影响体重管理的长期效果，还可能带来一系列健康问题。

代谢损伤的原理

人体的新陈代谢是一个动态平衡的过程，受到多种因素的调控，包括能量摄入、激素水平、肌肉质量等。当身体长时间处于极低热量摄入状态时，会启动一系列生理适应机制，以维持基本生存需求。

1.基础代谢率（BMR）下降

当热量摄入长期不足，身体会减少能量消耗，以适应"饥荒"环境。这意味着，即使吃得更少，但因为身体消耗的热量也会减少，最终导致减肥停滞或体重反弹。

2.激素调节失衡

甲状腺激素（T3、T4）减少：甲状腺激素是控制新陈代谢的关键。当热量摄入过低时，T3（活性甲状腺激素）水平下降，导致代谢变慢，能量消耗减少，甚至影响情绪和体温调节。

皮质醇（压力激素）升高：长期过度节食会增加皮质醇水平，引发慢性压力反应，可能导致腹部脂肪堆积、睡眠质量下降和免疫功能受损。

瘦素（leptin）减少，饥饿素（ghrelin）增加：瘦素负责抑制食欲，饥饿素则促进进食。过度节食会降低瘦素水平，同时增加饥饿素分泌，让人感觉更饿，容易暴食反弹。

3.肌肉流失，脂肪比率增加

长期极低热量摄入会导致身体分解肌肉来获取能量，而肌肉是维持高代谢率的关键。如果肌肉流失，基础代谢率进一步降低，即使恢复正常饮食，脂肪也更容易囤积，形成"瘦胖体质"（体重正常但体脂率高）。

轻断食中的常见误区

1.长时间极端断食

有些人错误地认为，轻断食时间越长效果越好，例如，过度推行"一日一餐"（OMAD）或长达48小时以上的禁食。虽然偶尔进行长时间断食可能有益，但长期持续这样做可能会导致能量代谢紊乱，甚至影响器官功能。

2.每日热量摄入过低（低于基础代谢率）

有些人为了快速减肥，将每日热量摄入控制在800~1000千卡甚至更低，远低于身体的基础代谢需求（BMR）。这种做法短期可能见效，但长期会让身体进入"节能模式"，一旦恢复正常饮食，体重会迅速反弹，甚至比之前更重。

3.忽视运动，尤其是力量训练

许多人在轻断食期间只做有氧运动（如跑步、跳绳），而忽视力量训练。缺乏力量训练会加速肌肉流失，进一步降低基础代谢率，使减脂变得更困难。

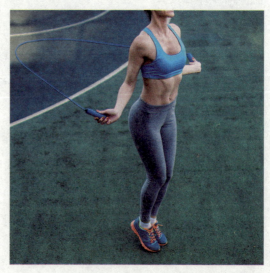

如何避免代谢损伤？

确保足够的热量摄入：即使在轻断食期间，也应保证每日摄入不低于基础代谢率（BMR）。可以使用TDEE计算器估算自身热量需求，避免过度节食。

选择渐进式断食模式：初学者可以采用16∶8（16小时禁食，8小时进食）或14∶10模式，而不是直接进入极端断食方式。

保证足够的蛋白质摄入：每天至少摄入1.2～2克蛋白质/公斤体重，以维持肌肉质量和代谢活跃度。

结合力量训练：适当增加阻力训练（如深蹲、硬拉、卧推），防止肌肉流失，提高基础代谢率。

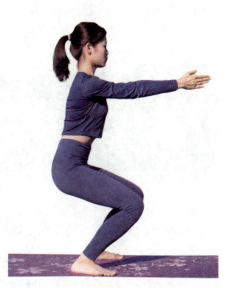

监测身体反馈：如果出现极度疲劳、情绪低落、长期停滞期或体重反弹，应调整断食策略，适当恢复饮食。

轻断食的目标是优化代谢，而不是让身体进入"饥荒"模式。掌握科学的方法，避免过度节食带来的代谢损伤，才能真正发挥轻断食的健康益处。

　　健身教练张先生为快速降体脂，将每周2天500千卡断食改为连续5天300千卡。第六天晨跑时他突然晕倒，送医发现基础代谢率已从1800千卡骤降至1300千卡，甲状腺激素T3水平低于正常值30%。

代谢补偿三阶段

（1）短期应激（1～3天）：血糖下降，肾上腺素升高，脂肪分解加速。

（2）中期抵抗（1～2周）：瘦素下降30%，饥饿素上升50%，代谢率降低10%～15%。

（3）长期损伤（超过1个月）：T3甲状腺激素下降，线粒体功能受损，形成"易胖体质"。

不可逆风险：长期每日摄入低于基础代谢率60%的人群，5年内复胖率高达92%，其中34%最终体重超过初始值（《肥胖研究》2023）。

警示信号

手脚冰凉（体温持续低于36摄氏度）；静息心率低于55次/分；连续三个月月经周期紊乱。

2.3 陷阱三：复食期暴饮暴食的恶性循环

轻断食的一个核心挑战在于如何在进食窗口期保持健康合理的饮食。因为，许多人在断食结束后，因极端饥饿或心理补偿作用，会陷入暴饮暴食的恶性循环。这不仅抵消了断食的潜在益处，还可能导致体重反弹、代谢紊乱，甚至加剧对食物的焦虑和依赖。

为什么轻断食容易导致暴饮暴食？

1.生理性饥饿驱动

长时间不进食，会导致身体的饥饿激素（饥饿素）水平上升，而抑制食欲的激素（瘦素）下降。此时，大脑会渴望高热量、高糖、高脂肪的食物，以快速补充能量。这种生理反应会让人在进食窗口期更难以控制食欲，甚至一次性摄入远超身体所需热量的食物。

2.心理补偿机制

许多轻断食者在断食期间忍耐饥饿，会有"我已经饿了这么久，应该奖励自己"的心理，从而在复食期选择高热量食物，如炸鸡、比萨、蛋糕等。这种"补偿性进食"不仅增加了热量摄入，还可能形成习惯性暴食模式，影响长期饮食控制。

3.血糖大幅波动

经过长时间禁食后，若一次性摄入大量精制碳水化合物（如白面包、甜点），血糖会迅速升高，随后胰岛素大量分泌，导致血糖迅速下降，结果诱发更强烈的饥饿感。这种血糖的剧烈波动，会让人不断渴望更多食物，进入恶性循环。

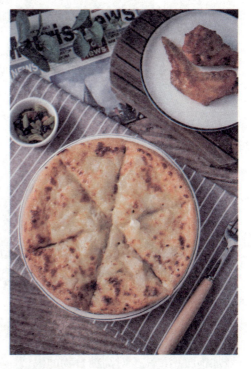

4.消化系统的"补偿反应"

长时间断食后，胃肠道的消化酶分泌减少，胃的收缩能力可能下降。但如果在复食期突然暴饮暴食，会让胃部负担过重，导致胀气、腹痛、消化不良等不适反应。这种生理上的不适，可能会让人产生更强的饥饿焦虑，进一步强化暴食习惯。

轻断食中的常见误区

1.复食期毫无节制

许多人在断食结束后抱着"终于能吃了"的心态，不加控制地大吃特吃，甚至摄入远超一天正常需求的热量，导致热量盈余，使轻断食减脂的效果大打折扣。

2.进食速度过快

经过长时间禁食后，快速进食会导致胃部负担过重。而且，大脑还没来得及接收饱腹信号，就已经吃下过量的食物，进一步加剧暴食的风险。

3.选择高热量、高糖食物

断食结束后，身体渴望高能量食物，如果不加节制，很容易选择炸物、甜点、含糖饮料等高热量食品。这种模式会让胰岛素分泌异常，增加脂肪囤积，甚至影响胰岛素敏感性。

如何避免暴饮暴食的恶性循环？

1.科学规划复食期饮食

从温和食物开始：避免空腹直接吃油腻或高糖食物，可先摄入温热的汤类、蔬菜、蛋白质，帮助胃肠适应进食状态。

控制碳水化合物摄入：选择复合碳水化合物（如糙米、燕麦、红薯），避免血糖大幅波动。

保证蛋白质和健康脂肪：优先摄入鱼、鸡蛋、坚果、牛油果等食物，增加饱腹感，减少对高糖食物的渴望。

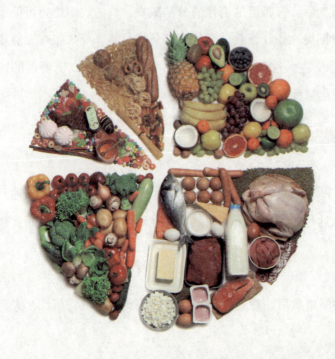

2.进食速度放慢

遵循"细嚼慢咽"原则，每口咀嚼20~30次，让大脑有足够时间接收饱腹信号，避免吃得过量。

使用小碗小盘，减少食物摄入量，避免无意识进食过多。

3.避免心理补偿陷阱

调整心态：不要把轻断食当作"挨饿后能大吃一顿的奖励机制"，而是将其视为健康饮食的一部分。

设定合理的进食窗口：如果长时间断食会让你在复食期失控，可以选择更温和的断食模式（如14∶10或12∶12），减少饥饿感。

4.规律作息，管理压力

确保充足睡眠：睡眠不足会增加饥饿素分泌，使人更容易在复食期暴食。

学会情绪管理：压力和焦虑容易触发暴饮暴食，可以通过冥想、运动、阅读等方式缓解情绪，而不是用食物来填补空虚感。

复食期的暴饮暴食是轻断食的常见陷阱之一，不仅影响减脂效果，还可能破坏身体的代谢平衡。避免这一陷阱的关键在于科学规划复食策略，选择营养均衡的食物，控制进食速度，并调整心态，将轻断食作为长期健康管理的工具，而非"饥饿—暴食"循环的触发点。

> 大学生小薇在断食日严格控制饮食，只喝蔬菜汁，复食日却失控暴食，一次吃下整盒甜甜圈和炸鸡全家桶，最后引发肠胃炎送医。她哭着说："我感觉身体里有只饥饿的怪兽在操控我。"

神经生物学解释

多巴胺劫持：长期饮食限制会导致多巴胺受体敏感性升高，而在高糖高脂食物刺激下多巴胺的分泌量是正常状态的3倍。

胆囊收缩素（CCK）失调：断食导致的CCK分泌减少，使饱腹信号延迟40~60分钟（这就是为何暴食者总在吃撑后才感觉饱）。

数据佐证

连续3天每日摄入≤800千卡后，受试者对高热量食物的渴望度提升220%（MRI显示大脑奖赏中枢激活增强）。

暴食后的负罪感会刺激皮质醇升高，形成"断食—暴食—更严苛断食"的恶性循环。

破局工具

"3:2:1复食法则"：复食第一天摄入热量为断食日的300%，第二天200%，第三天100%，逐步过渡。

备好"紧急救赎包"（如水煮蛋、无糖希腊酸奶），在暴食冲动出现时优先选择高蛋白食物。

2.4　陷阱四：盲目模仿网红食谱的隐患

随着轻断食的流行，社交媒体上充斥着各种"网红食谱"和"明星同款断食法"。许多博主、KOL（关键意见领袖）分享他们的轻断食经验，展示快速瘦身的成果。这些看似科学有效的方法，吸引了大量追随者。然而，盲目模仿这些网红食谱，可能会带来一系列健康隐患。

为什么网红食谱容易误导？

1.片面强调热量，而忽略个体差异

许多网红食谱的核心逻辑是"少吃就能瘦"，往往过度强调极低热量摄入。例如，一些轻断食食谱每天仅提供800~1000千卡热量，甚至更低。

这种模式可能短期见效，但忽视了个体的代谢率、肌肉含量、身体活动水平等关键影响因素。对于不同的人群，同样的食谱可能导致不同的结果。

对久坐人群：可能觉得轻松可行，但由于缺乏蛋白质和其他营养，长期下去可能导致精力下降、免疫力降低。

对运动人群：可能会因热量不足导致运动表现下降，甚至增加肌肉流失的风险。

对女性：极端低热量摄入可能影响激素分泌，导致月经不调、皮肤状态变差，甚至影响生育能力。

2.忽视营养均衡，导致健康风险

许多网红食谱过度推崇某种特定食物或饮食模式，例如：

生酮轻断食：极端减少碳水化合物摄入，大量食用脂肪和蛋白质，可能导致肠胃不适、便秘，甚至增加肝肾负担。

纯果蔬汁断食：短时间内只摄入果汁或蔬菜汁，看似健康，但长期下去会导致蛋白质缺乏，影响肌肉和免疫系统。

燕麦减脂餐：以燕麦为主食，虽然热量低但蛋白质和脂肪摄入不足，容易造成饥饿感强烈、血糖波动剧烈。

这些食谱往往只是短期内有效，而忽视了长期坚持的可行性及对健康

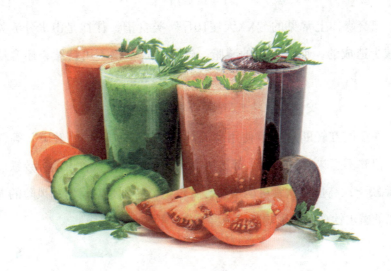

的影响。

3.不适用于所有人的断食时间安排

一些网红推荐"OMAD（One Meal A Day，一天一餐）"或"24小时断食"，但并非所有人都适合如此激进的轻断食模式。

例如：高强度工作者（如医生、程序员）长时间不进食可能影响专注力和工作效率。糖尿病患者或低血糖人群过长时间不进食可能导致头晕、乏力，甚至低血糖休克。胃肠功能较弱者过度断食，可能引发胃酸分泌过多，造成胃部不适或胃炎。

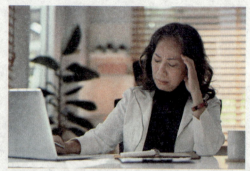

轻断食中的常见误区

1.盲目跟风明星或网红食谱

明星的轻断食方式往往是基于他们的个人体质、生活方式和专业营养师的指导。例如，一些明星采用极端低热量摄入，配合私教高强度训练。但普通人若照搬可能导致营养不良、代谢降低，甚至损害健康。

2.轻信"XX天速瘦X斤"的夸张宣传

社交媒体上常见的"XX天瘦10斤"类食谱，往往是由水分流失和肌肉减少造成的，而非真正的减脂。这种方式不仅不可持续，还容易导致反弹。

3.误以为"天然""健康"就一定适合自己

许多网红轻断食食谱使用"天然""无添加""超健康"等营销词汇，但并不意味着对所有人都适用。例如：纯植物饮食可能导致铁、维生素B_{12}缺乏；高蛋白饮食可能增加肾脏负担，特别是对有肾病风险的人群；高脂低碳水饮食可能影响肠道菌群平衡，导致便秘或腹胀。

如何避免盲目模仿网红食谱?

1.选择适合自己的断食方式

轻断食并非是"一刀切"的方法，每个人的身体状况、生活习惯不同，应该根据自身情况调整。

例如：初学者可以尝试12:12（12小时进食，12小时禁食）或14:10（14小时禁食，10小时进食）模式。

运动量较大的人群可以选择16:8模式，并确保进食窗口内摄入足够蛋白质和健康脂肪。

有特殊健康状况（如低血糖、肠胃病）的人群，建议在医生或营养师指导下调整方案。

2.关注营养均衡，而非单一食物

确保每餐摄入优质蛋白质（鱼、肉、蛋、豆类）、健康脂肪（坚果、牛油果、橄榄油）、复合碳水化合物（糙米、藜麦、燕麦）。

适量食用蔬菜水果，保证维生素和矿物质的摄入，但不过度依赖果汁或某一种"超级食物"。

避免极端饮食方式，如极端低碳水或纯果蔬液态饮食。

3.结合自身情况调整食谱，而非盲目照搬

根据自身作息和工作强度调整进食时间，而不是盲目采用网红的"最

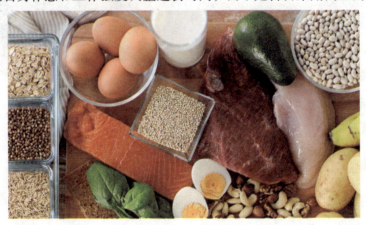

佳断食时间"。

适时监测身体反应，如果出现疲劳、注意力下降、免疫力降低等症状，可能需要调整断食模式或增加营养摄入。

避免过度焦虑，轻断食是一种长期策略，而非短期减重手段，切勿因短期效果不明显而频繁更换极端食谱。

网红轻断食食谱看似简单易行，但往往忽略了个体差异、长期可持续性以及营养均衡问题。盲目模仿可能带来健康隐患，甚至影响代谢和长期体重管理。科学轻断食的关键在于个性化调整、合理搭配营养，而不是跟风追求"速瘦"效果。

> 某平台百万粉丝博主推荐的"三日苹果醋断食法"（每日苹果醋+椰子水），导致23名跟风者出现胃黏膜损伤，其中6人确诊低钾血症。

解剖网红套路

伪科学话术：用"排毒""碱性体质"等未被学界认可的概念包装方案。

幸存者偏差：只展示成功案例，忽视个体差异——实际上该食谱的流产率（因不适放弃）达68%。

隐藏的商业链：某网红果蔬汁套餐成本30元/日，却以298元/日出售，利润率高达893%。

科学打假

苹果醋神话：虽然醋酸能短暂抑制食欲，但每日摄入超过30毫升会腐蚀牙釉质、刺激胃酸过量分泌。

单一食物风险：连续三天只喝椰子水，会导致钠摄入不足（每天仅82毫克，远低于最低1500毫克需求），容易引发低钠性脑水肿。

2.5 陷阱五：忽略身体基础疾病的风险

轻断食的流行让许多人跃跃欲试，然而，并非所有人都适合这种饮食方式。如果忽略自身的基础疾病，贸然尝试轻断食，可能会加剧健康问题，甚至引发严重后果。

为什么轻断食可能对某些人有风险？

轻断食的本质是通过调整进食时间来优化代谢和体重管理。然而，对于一些本身患有基础疾病的人来说，长时间不进食可能导致血糖波动、激素失衡、肠胃功能受损，甚至影响心血管健康。以下几类人群在尝试轻断食前，必须特别谨慎：

1.糖尿病或低血糖人群

一方面，轻断食可能导致血糖水平剧烈波动，尤其是使用胰岛素或降糖药物的糖尿病患者，如果长时间不进食，血糖可能降至危险水平，增加低血糖休克的风险。

另一方面，长时间断食后，若一次性摄入大量碳水化合物，可能导致血糖飙升，加重胰岛素抵抗，对糖尿病控制不利。

> 建议：糖尿病或低血糖患者应在医生指导下调整饮食结构，避免长时间断食，采用更温和的饮食控制方式，如低GI饮食或均衡碳水分配。

2.胃肠功能较弱者（胃炎、胃溃疡、肠易激综合征等）

长时间禁食可能导致胃酸分泌增加，刺激胃壁，对胃炎、胃溃疡患者而言，会加重胃部不适，甚至诱发溃疡加重。

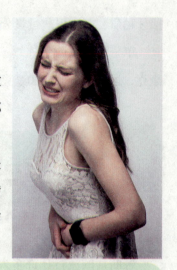

断食期间胃肠道蠕动减少，可能导致胃胀气、消化不良、便秘，特别是本身有肠道疾病（如肠易激综合征）的人，断食可能诱发腹泻或腹痛。

建议：胃肠敏感人群应避免长时间断食，可采用12:12或14:10模式，并在进食窗口内选择易消化、低刺激的食物，如温热的汤类、发酵食品（如酸奶）、低纤维蔬菜等。

3.甲状腺功能异常者（甲减、甲亢）

甲减患者（甲状腺功能减退）通常代谢率较低，若采用过长时间的轻断食，可能进一步降低代谢，导致体温下降、疲劳感增加，甚至增加体重管理的难度。

甲亢患者（甲状腺功能亢进）通常需要较多热量维持基础代谢，长时间断食可能会导致能量摄入不足，引发心悸、焦虑等症状。

建议：有甲状腺问题的人应避免极端断食模式，采用少量多餐+低GI饮食，同时定期监测甲状腺功能，在医生指导下调整饮食。

4.有月经不调、多囊卵巢综合征（PCOS）或激素失衡的女性

过度断食可能影响女性的雌激素和孕激素分泌，导致月经不规律，甚至停经。

对于多囊卵巢综合征（PCOS）患者，轻断食在某些情况下可能改善胰岛素敏感性，但如果过度节食或极端低碳水饮食，反而有可能导致激素失

衡加重。

建议：女性应避免过长时间断食（如OMAD、一日一餐模式），更适合14:10或16:8模式，并确保进食窗口内摄入足够的健康脂肪（如牛油果、坚果、橄榄油）和优质蛋白质（如鱼、蛋、豆类），以维持激素平衡。

5.心血管疾病患者（高血压、心脏病）

轻断食可能会影响血压调节，尤其是长时间禁食后，血糖下降可能导致低血压、头晕、心悸等症状。

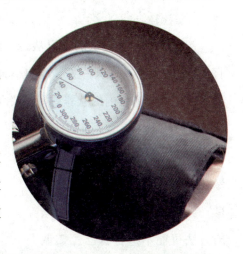

部分人因断食导致压力激素（皮质醇）升高，这可能会增加心血管发病的风险，如动脉粥样硬化、血压波动等。

建议：心血管疾病患者应避免极端断食方式，保持规律饮食，并在医生建议下调整饮食结构，如地中海饮食或DASH饮食，而非完全依赖轻断食。

6.曾有饮食失调史的人（暴食症、厌食症）

轻断食可能诱发或加重暴食症（BED）和厌食症（AN）的症状。长时间断食后，个体更容易进入"饥饿—暴食"的恶性循环，甚至导致心理压力加剧。

对于曾有进食障碍史的人，轻断食可能强化对食物的控制欲，导致进食焦虑加剧，影响心理健康。

建议：有进食障碍史的人应采用均衡饮食模式，而非限制性饮食方式，如轻断食。若仍想尝试，应在专业营养师或心理医生的指导下进行。

如何避免轻断食对身体的潜在危害？

1.在尝试轻断食前，评估自身健康状况

如果有基础疾病，应咨询医生或营养师的建议，避免盲目断食。

定期监测身体指标，如血糖、血压、激素水平等，确保断食方式不会带来负面影响。

2.避免极端断食模式，选择更温和的方法

初学者或有基础疾病者可从12∶12或14∶10模式开始，逐步适应，不要直接进入OMAD（一天一餐）或24小时断食。

保持进食窗口内的营养均衡，避免极端低热量饮食。

3.关注身体反馈，及时调整

如果在断食过程中出现头晕、乏力、情绪低落、消化不良、经期紊乱等症状，说明当前方法可能不适合自己，需调整饮食结构或缩短断食时间。

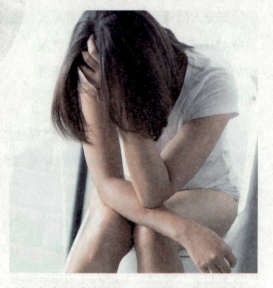

轻断食的核心是长期可持续，而不是短期激进的体重控制手段。

轻断食并非适合所有人，尤其是有基础疾病的人，贸然尝试可能带来严重的健康风险。了解自身健康状况，选择科学合理的断食方式，才能真正受益，而不是让身体承受额外的负担。健康永远比减肥更重要，轻断食应该成为优化健康的工具，而非伤害身体的陷阱。

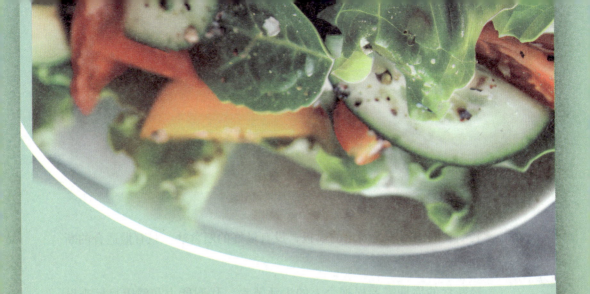

第**3**章

科学轻断食的核心原则

　　轻断食并不是简单的"少吃几顿饭"，缺乏科学框架、缺少科学认知、误解工具的使用方法，都会使我们陷入代谢紊乱、营养不良等陷阱。那么，什么才是科学轻断食？现在就带领大家深入了解四大核心原则，用科学方法构筑安全、有效的轻断食护城河。

3.1 科学设定个性化断食周期

轻断食的周期不是固定的模板，没有最好的断食法，只有最适合的断食周期。

轻断食的周期需要根据个人的生活节奏、代谢能力和健康目标来设定。常见的断食周期类型分为三类，每一种都有它的特点和适用场景。

时间限制法

特点：每天固定进食时间窗口（如8小时），其余时间禁食。

适用人群：生活规律、能自主安排三餐的上班族或学生。

设定方法：

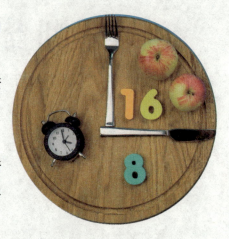

第一步，记录自然饥饿时间，若你通常在12点首次感到饥饿，可将12:00～20:00作为进食窗口。

第二步，循序渐进调整时间，从12小时禁食开始，每周缩短1小时进食窗口，直至达到16小时禁食。

禁忌：夜班工作者、低血糖人群慎用。

周期性断食法（如5:2）

特点：每周选择2天作为低热量摄入日（500～800千卡），其余5天正常饮食。

适用人群：周末时间自由、追求灵活性的群体。

设定方法：

断食日尽量间隔安排（如周一、周四），避免连续断食引发代谢抑制。

选择低强度活动的日子执行断食（如休息日），避免脑力或体力高负荷。

断食日优先摄入高蛋白食物（如鸡蛋、豆腐）每千克体重至少摄入1克蛋白质。

> **禁忌**：胃肠功能弱、易暴食者需谨慎。

灵活调整法（动态断食）

特点：根据身体状态动态调整断食时长（如月经期缩短、运动日延长），如同给身体安装"智能开关"。

适用人群：对自身身体信号敏感、有健康管理经验者。

设定方法：

女性生理期：黄体期缩短断食2~3小时，补充富含铁的食物（牛肉、菠菜）。

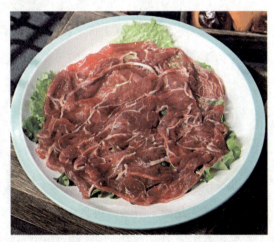

运动日：力量训练后延长进食窗口1小时，优先补充碳水化合物+蛋白质（如红薯+鸡胸肉）。

压力期：皮质醇升高时（表现为入睡困难、情绪烦躁），暂停断食或改为12小时轻断食。

另外可以根据晨起血糖值（正常4.4~5.6mmol/L）判断当日是否适合断食。

3.2 断食期与非断食期的营养分配策略

　　轻断食的效果不仅取决于"何时吃"，更在于"吃什么"。断食期与非断食期的营养策略需双轨并行，既要满足短期需求，又要实现长期修复。

断食期营养分配（500~800千卡/日）

　　（1）蛋白质优先：每千克体重摄入1~1.2克蛋白质，防止肌肉流失。

　　优质蛋白质来源：水煮蛋（每颗6克蛋白）、即食鸡胸肉（100克含23克蛋白）、嫩豆腐（半盒含10克蛋白）。

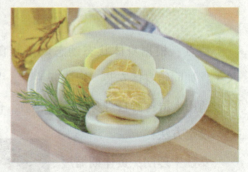

　　（2）脂肪护航：占总热量30%，选择快速供能的MCT油（直接转化为酮体）和抗炎ω-3脂肪酸（亚麻籽油、核桃）。

　　（3）纤维填充：占20%，通过高纤维蔬菜（西蓝花、魔芋丝）延长饱腹感，同时喂养肠道菌群。

断食期身体的必须营养素清单

　　钾：作用是防头晕，可食用菠菜（100克含558毫克）。

　　镁：作用是稳定情绪，可食用黑巧克力（1块含64毫克）。

　　维生素B_{12}：作用是防疲劳，可食用鸡蛋（1个含0.6微克）。

非断食期营养分配（正常饮食日）

　　补缺口：重点补充锌（牡蛎）、维生素D（三文鱼）。

养肠道：每日30克益生元（燕麦、香蕉）。

稳血糖：选择低GI碳水化合物食物（糙米、红薯）。

营养分配的黄金比例

碳水化合物40%（低GI为主），蛋白质30%（动物蛋白+植物蛋白结合），脂肪30%（橄榄油、牛油果）。

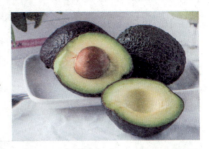

3.3 轻断食与运动的协同与禁忌

运动和轻断食的配合如同一场精密编排的双人舞，双方配合的时机与节奏决定了最终的效果。适当的运动不仅能增强轻断食的效果，还能帮助身体维持健康的肌肉质量与代谢水平，但不当的搭配也可能引发一系列健康问题。

为什么要协同运动？

提升燃脂效率

在断食12小时后，生长激素水平会升高3～5倍，这时进行低强度运动（如快走、瑜伽等）可以显著提高脂肪的燃烧效率，达到80%。这意味着，适当的运动能够在断食期间显著提升脂肪分解率，促进减脂效果。

保护肌肉

运动能够刺激肌肉合成信号，帮助减少断食过程中可能出现的肌肉流失。适量的运动可以抵消断食导致的蛋白质分解，避免肌肉质量的流失，尤其在长期进行断食时。

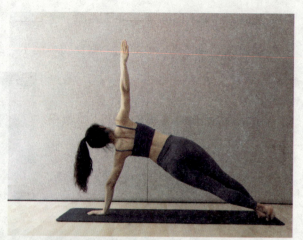

具体协同方案

燃脂黄金期（断食
12～16小时）。

最佳运动

匀速慢跑、游泳、普
拉提等低强度有氧运动。

能量支持

在运动前，建议饮用
淡盐水（200毫升水+1克盐）以补充体内电解质，防止出现脱水现象。运动后30分钟内，摄入20克乳清蛋白+半根香蕉，以帮助体力恢复，补充蛋白质和糖原，促进肌肉修复。

增肌修复期（非断食日）

最佳运动

力量训练（如举铁、深蹲）以及高强度间歇训练（HIIT）非常适合在非断食期进行。这些运动可以有效促进肌肉生长和力量提升。

营养补充

在训练后1小时内，务必补充碳水化合物与蛋白质的组合，理想的比例为2:1（例如：40克碳水化合物+20克蛋白质）。可以选择糙米饭搭配牛肉，帮助肌肉修复和恢复。

绝对禁忌行为

空腹高强度运动

断食超过18小时后进行HIIT等高强度训练时，心肌缺氧的风险将增加37%。空腹状态下，尤其是能量供应不足时，进行高强度运动不仅可能导致疲劳，还会增加心血管压力，甚至可能造成运动损伤。

腹部挤压动作

在空腹状态下进行腹部挤压动作，如平板支撑、仰卧起坐等，可能会升高腹压，增加胃酸反流的风险。尤其是在断食期间，胃肠道可能较为敏感，容易引发不适。

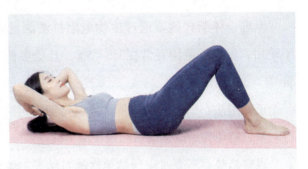

运动后不补充营养

如果在断食期运动后超过1小时没有及时补充营养，肌肉分解速率会显著提高，甚至增加2倍。因此，运动后的营养补充非常重要，以促进肌肉恢复并减少蛋白质的分解。

轻断食与运动的协同非常重要，合理的时间安排和运动强度能够带来理想的减脂与增肌效果。关键是根据自身的断食周期与运动目标进行调整，一定要避免空腹时进行过于剧烈的运动，同时在运动后尽快补充所需的营养，以确保运动和断食能够相互促进，达到最佳效果。

3.4 监测工具的科学使用

监测工具是轻断食过程中重要的辅助工具，能够提供客观的数据反馈，帮助我们更好地调整饮食和运动策略。然而，工具的使用应当理性，避免过度依赖数据而忽略身体的实际感受。正确使用监测工具，可以为我们提供精准的健康管理方向。

体脂秤——看趋势，别纠结数字

原理：体脂秤通常通过生物电阻抗法测量体脂率，虽然它方便且易于使用，但误差范围通常在3%～5%，且受多种因素影响，如水分、肌肉量等。

正确用法：固定时间测量。建议每天在相同时间（如晨起排尿后）进行测量，避免餐后或运动后测量，减少波动。

观察趋势：不要过于纠结单次测量结果，建议每周计算平均值，观察长期趋势。

配合围度测量：例如，腰围减少1厘米大致对应体脂下降0.5%。围度测量与体脂变化相辅相成。

警惕生理期波动：女性在生理期前后容易出现水肿，导致短期数据波动，不要过度解读。

血糖仪——揪出隐形碳水炸弹

必备型号：支持动态监测的血糖仪，能够每5分钟记录一次血糖值，并生成24小时波动曲线，帮助准确捕捉血糖变化趋势。

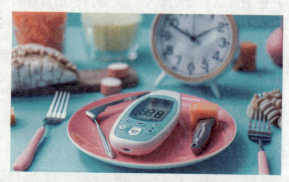

使用技巧：

断食期测量：每日测量3次——晨起空腹、餐后2小时、睡前。

非断食日测量：增加运动前后各一次，观察运动对血糖的影响。

警惕"血糖过山车"：如果血糖波动大于3mmol/L，提示饮食需要调整，避免剧烈的血糖波动，减少高糖食物的摄入。

血酮仪——判断代谢状态的指南针

安全范围：血酮值在0.5～3mmol/L之间属于营养性生酮状态，是轻断食和低碳饮食的理想范围。超过5mmol/L则可能出现酮症酸中毒，需要紧急处理。

使用场景：晨起测量血酮和血糖，计算GKI指数（血糖值÷血酮值）。该指数帮助判断身体的代谢状态：

GKI<1：身体主要通过脂肪供能，适合尝试延长断食时间。

GKI为1～3：代谢灵活状态，为理想区间，维持当前饮食和断食模式。

GKI>3：提示糖代谢依赖，可能需要缩短断食时间或增加碳水化合物摄入。

血压计——监测心血管健康

原理：血压计通过测量血管内的压力来评估心脏的工作状态，长期监测血压有助于发现潜在的心血管问题。

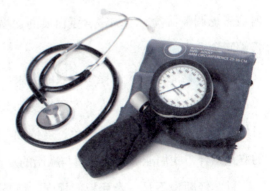

使用技巧：

每天测量两次：分别在早晨起床后和晚上睡觉前进行测量，确保数据准确。

避免在断食后或运动后测量：避免由于低血糖或剧烈运动引起的血压波动。

注意身体状态：如果血压持续偏高（超过140/90mmHg），需调整饮食，减少钠盐的摄入，增加钾元素。

联动策略：若血压长期偏高，建议减少高盐食物和咖啡因的摄入，增加水果、蔬菜的比例，有助于血压稳定。

体温计——追踪新陈代谢变化

原理：体温计可以反映身体的基础
代谢率，尤其在断食和运动后，体温可
能会有所变化，这能够间接反映出新陈
代谢的状态。

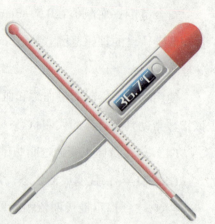

使用技巧：

早晨起床后测量：早晨是体温最稳
定的时候，测量值能更准确地反映基础
体温。

记录波动：长期记录体温波动，有助于判断身体是否处于良好的代谢
状态，特别是在断食或低碳饮食期间。

联动策略：如果基础体温长期偏低，可能表示新陈代谢速度较慢，此
时应考虑调整饮食，增加富含蛋白质的食物，并适当调整运动强度，避免
极端断食模式。

监测工具能够为我们提供有效的健康反馈，但要以趋势为导向而非以
单次数据为依据。结合个人的实际感受和数据反馈，合理使用这些工具，
可以更好地管理断食过程，避免过度依赖"数字暴政"。通过数据与感知
的双重结合，我们能够实现健康与减脂的双重目标。

科学轻断食不是一套死板的规则，而是一个动态调节系统。从选择适
合自己的断食周期，到精准分配每一餐的营养，再到用监测工具避开风
险，每一步都需要理性判断并与身体对话。数据只是工具，感受才是答
案——当出现持续性疲劳、情绪低落或月经紊乱时，再完美的计划也要为
健康让路。

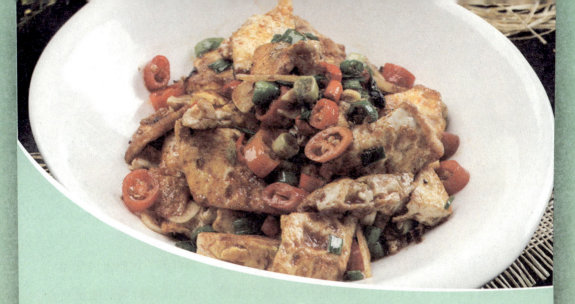

第 **4** 章

断食日低热量食谱：
饱腹感与营养的平衡

有了对轻断食的科学认知，那么如何在断食日有限的能量窗口内构建"营养—饱腹"的动态平衡，是决定轻断食成败的微观基石。本章从不同维度切入，解谜抗饥饿食材的分子机制，提供符合昼夜节律的餐食组合方案，让身体在低热量状态下仍能获得滋养，避免补偿性进食的心理陷阱。

4.1 抗饥饿食材清单：科学选材的底层逻辑

在轻断食的过程中，正确选择食材至关重要。高纤维、优质蛋白质和健康脂肪的黄金组合，不仅能有效延缓饥饿感，还能提供持久的能量支持。以下是三类抗饥饿食材的详细介绍，帮助你科学应对断食日。

高纤维食材——物理填充胃部

纤维类食材通过吸水膨胀，填满胃部空间，延迟饥饿信号的传递，让你长时间保持饱腹感。

魔芋

营养特点：每100克仅含7千卡热量，富含葡甘露聚糖（glucomannan），遇水膨胀可达30倍，显著延长饱腹感。

作用：通过占据胃部空间，延迟饥饿信号的传递，减少暴饮暴食的风险。

使用方式：魔芋可作为汤料、拌菜或代替面条食用。

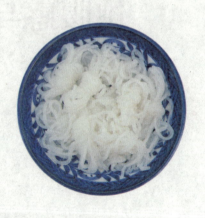

奇亚籽

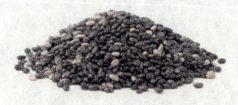

营养特点：每15克含5克膳食纤维，吸水后形成凝胶膜，可减缓糖分吸收。

作用：通过减缓食物的胃肠道转运速度，延缓饥饿感，并稳定血糖。

使用方式：将奇亚籽泡水或加入酸奶、沙拉中作为增稠剂。

海带苗

营养特点：富含可溶性纤维藻朊酸，延缓胃排空40%，同时吸附肠道多余油脂。

作用：帮助清除肠道多余油脂，延长饱腹时间。

使用方式：可以加入汤品、沙拉或炒菜中，增加风味的同时提高饱腹感。

优质蛋白质——激发饱腹激素分泌

优质蛋白质能够刺激体内饱腹激素的分泌，帮助你在断食期间抵抗饥饿，并保持肌肉质量。

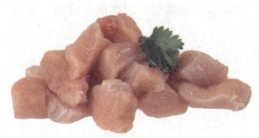

鸡胸肉

营养特点：每100克鸡胸肉含有23克蛋白质，富含亮氨酸，可以有效刺激胆囊收缩素（CCK）分泌，可维持4小时的饱腹感。

作用：优质蛋白质不仅能维持肌肉量，还能增强饱腹感，减少饥饿感。

使用方式：可烤、煮、炖或加入沙拉中食用。

希腊酸奶

营养特点：经过脱乳清工艺处理的浓缩酸奶，含有较多的酪蛋白，可持续缓释能量，帮助稳定血糖。

作用：酸奶中的酪蛋白会被缓慢消化吸收，持续提供能量，抑制食欲。

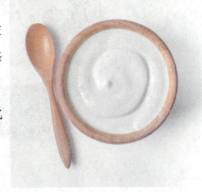

使用方式：直接食用，或加入坚果、果实和少量蜂蜜，提升口感。

纳豆

营养特点：富含小分子肽，能够激活GLP-1（肠促胰素），有效降低食欲。

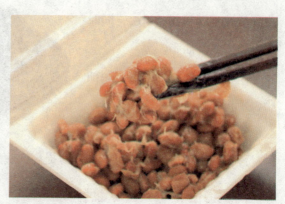

作用：通过调节肠道激素，帮助减少饥饿感，维持血糖稳定。

使用方式：可以搭配米饭，加入沙拉或直接食用。

健康脂肪——调节饥饿激素波动

健康脂肪能够影响饥饿激素的分泌，帮助维持长时间的饱腹感，避免过度进食。

椰子油

营养特点：富含中链脂肪酸（MCT），可以快速转化为酮体，提供持续的能量。

作用：椰子油能抑制胃饥饿素（ghrelin）分泌，减少饥饿感。

使用方式：可用于烹饪，加入咖啡或混入沙拉中食用。

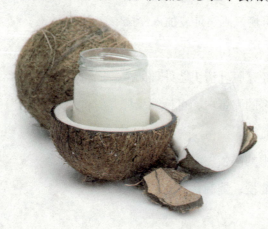

牛油果

营养特点：富含单不饱和脂肪酸，能够提升瘦素敏感性，半颗牛油果即可延长饱腹时间1.5小时。

作用：牛油果中的健康脂肪能平衡血糖，帮助延长饱腹感。

使用方式：可以直接食用，或用作吐司的涂抹、沙拉的配料。

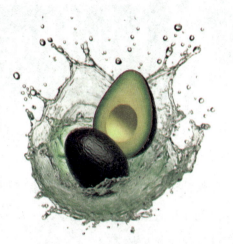

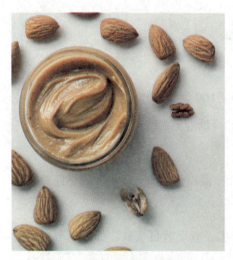

杏仁酱

营养特点：富含健康脂肪和维生素E，能够帮助抑制大脑的奖赏中枢，减少对高热量食物的渴望。

作用：杏仁酱能帮助平稳血糖，提供长时间的饱腹感，减少暴饮暴食的风险。

使用方式：可以涂抹在全麦面包上，或加入酸奶中搅拌食用。

科学选材是轻断食成功的关键。通过合理搭配高纤维食材、优质蛋白和健康脂肪，我们能够有效延缓饥饿感，保证断食过程中充沛的能量供应，且不容易受到暴食诱惑。这些食材不仅有助于控制体重，还能提供多种关键的营养支持，帮助保持身体的健康和平衡。

4.2 断食日早餐食谱：唤醒代谢的轻盈选择

断食日的早餐不仅要满足低热量、营养丰富的需求，还要能够唤醒代谢、保持持久的饱腹感。这些食谱充分考虑了断食期间的营养需求，能够帮助你在早晨摄入必需的能量，并在不打破断食状态的情况下，确保身体得到最佳的营养支撑。

食谱一：奇亚籽椰子奶昔（138千卡）

食材：

奇亚籽15克（72千卡），无糖椰奶100毫升（35千卡），冻蓝莓50克（29千卡），香草精2滴（0千卡），赤藓糖醇5克（2千卡）。

步骤：

（1）将奇亚籽与无糖椰奶混合，冷藏浸泡4小时，直至奇亚籽吸水膨胀，形成凝胶状的布丁。

（2）在小锅中加入蓝莓和20毫升水，煮至蓝莓变软，加入赤藓糖醇搅拌均匀，形成蓝莓果酱。

（3）将蓝莓果酱与奇亚籽布丁分层装入杯中，并滴入香草精，搅拌均匀，完成奶昔。

科学加成：

奇亚籽：富含ω-3脂肪酸，能够减少体内的炎症反应，有助于提高代谢效率。

蓝莓：富含花青素，具备强效的抗氧化作用，帮助保护细胞免受氧化损伤，同时增强免疫系统。

椰奶：含有月桂酸，能够增强肠道屏障功能，减少空腹期的黏膜损伤，为肠胃提供温和保护。

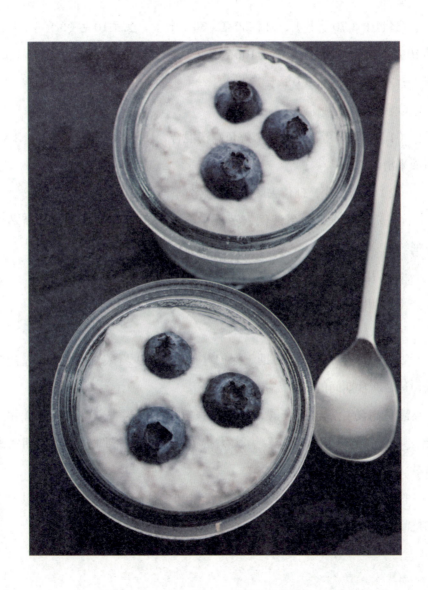

食谱二：日式茶碗蒸（123千卡）

食材：

鸡蛋1个（70千卡），虾仁30克（30千卡），菠菜10克（3千卡），香菇20克（5千卡），鲣鱼高汤100毫升（10千卡），零卡酱油3毫升（5千卡），木鱼花碎少许（0千卡）。

步骤：

（1）打散鸡蛋，并将其与鲣鱼高汤混合，使用筛网过滤掉气泡，确保蛋液平滑。

（2）香菇切片，虾仁去肠线，菠菜洗净，平铺在蒸碗的底部。

（3）将过滤后的蛋液倒入蒸碗中，覆盖保鲜膜并扎孔，保持蒸汽畅通。

（4）用小火蒸制10分钟，直至蛋液凝固。

（5）出锅后，淋上零卡酱油并撒上木鱼花碎，提升鲜美味道。

科学加成：

鸡蛋：富含卵磷脂，有助于保护胃黏膜，减少胃酸对空腹时胃壁的刺激，适合断食期间的轻食需求。

鲣鱼高汤：富含肌苷酸，能够增强鲜美感，与香菇中的鸟苷酸相结合，形成"鲜味相乘效应"，大大提升满足感，帮助满足断食期间的食欲。

香菇：不仅低热量，还富含膳食纤维和多种矿物质，能提供微量元素和抗氧化物，促进免疫力提高。

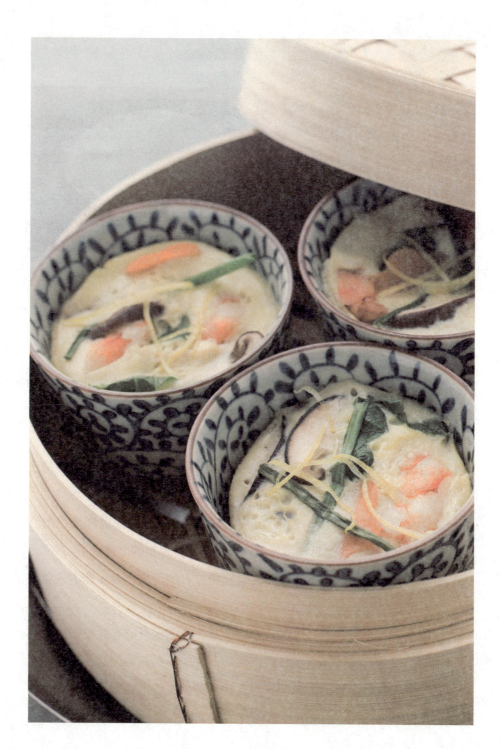

食谱三：菠菜蘑菇蛋白煎饼（116千卡）

食材：

鸡蛋白3个（51千卡），
新鲜菠菜50克（12千卡），
蘑菇50克（13千卡），橄榄
油1茶匙（40千卡），盐和黑
胡椒适量（0千卡）。

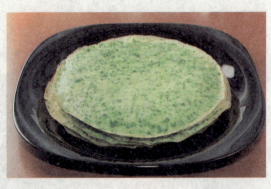

步骤：

（1）将菠菜洗净切碎蘑菇切片。

（2）在平底锅中加入1茶匙橄榄油，放入蘑菇片加热煎2～3分钟。

（3）加入菠菜继续翻煎，直到菠菜变软。

（4）同时，将鸡蛋白打散，加入煮熟的菠菜和蘑菇，轻轻搅拌均匀。

（5）将蛋白混合物倒入平底锅中，煎至两面金黄，形成煎饼，撒上适量盐和胡椒调味即可。

科学加成：

鸡蛋白：富含高质量的蛋白质，低热量且富有饱腹感，有助于维持肌肉质量并刺激饱腹激素分泌。

菠菜：富含铁和叶酸，能够帮助提高血液质量，促进血红蛋白的合成，提供持久的能量，且低热量低糖，有助于维持稳定的血糖水平。

蘑菇：含有丰富的膳食纤维和抗氧化物，有助于减少炎症和增强免疫力，同时低热量并有助于调节消化系统。

这些断食日早餐食谱专注于营养密度高、低热量且能有效控制饥饿的食材组合。奇亚籽椰子奶昔和日式茶碗蒸不仅能唤醒新陈代谢，还能在断食状态下给予身体足够的能量和营养支持，帮助维持良好的身体状态，同时减少饥饿感，让我们轻松度过断食期。

4.3 断食日午餐食谱：满足口腹之欲的低热量盛宴

在断食日，午餐是一天中非常重要的一餐，它不仅要能提供足够的营养支持，还要能满足口腹之欲，同时保持低热量高饱腹感。以下两款午餐食谱，既满足了美味需求，又兼顾了营养平衡，帮助控制能量摄入，保持饱腹感，维持稳定的能量供应，确保你的断食体验更加轻松愉悦。

食谱四：魔芋丝凉拌鸡胸（223千卡）

食材：

魔芋丝200克（12千卡），海蜇皮100克（33千卡），豆腐丝10克（20千卡），鸡胸肉100克（120千卡），黄瓜半根（16千卡），小米辣5克（2千卡），柠檬汁15毫升（4千卡），鱼露3克（1千卡），金针菇30克（10千卡），木耳20克（5千卡），姜片2克（0千卡）。

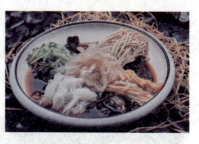

步骤：

（1）鸡胸肉冷水下锅，加姜片煮15分钟，撕成细丝。

（2）魔芋丝、海蜇皮沸水焯2分钟去碱味，过冰水增加弹性。

（3）豆腐丝、金针菇、木耳洗净焯水、垫底；黄瓜切丝垫底，铺海蜇皮和鸡丝。混合小米辣、柠檬汁、鱼露制成泰式酸辣汁淋入。

科学加成：

魔芋丝与鸡肉蛋白形成复合胶体，延长胃排空时间至3小时。

小米辣的辣椒素激活TRPV1受体，释放饱腹信号。

食谱五：韩式辣白菜豆腐锅（190千卡）

食材：

嫩豆腐150克（120千卡），发酵辣白菜50克（25千卡），黄豆芽30克（10千卡），韩式辣椒酱5克（15千卡），海带汤底200毫升（20千卡）。

步骤：

（1）海带汤底煮沸，加入辣白菜和辣椒酱炖5分钟。

（2）放入豆腐块、豆芽，转小火煮3分钟，关火后利用余温焖2分钟。

科学加成：

发酵辣白菜的乳酸菌调节肠道菌群，减少断食期胀气。

辣椒酱的辣椒红素促进棕色脂肪产热，提升静息代谢率5%。

这两款午餐食谱都以低热量、高营养、高饱腹感为核心，既满足了断食期间对食物的渴望，又能避免因饥饿引发的暴饮暴食。魔芋和豆腐等食材富含膳食纤维和植物蛋白，配合辣椒素和益生菌，不仅能增强饱腹感，还能促进新陈代谢，帮助保持体重和健康。

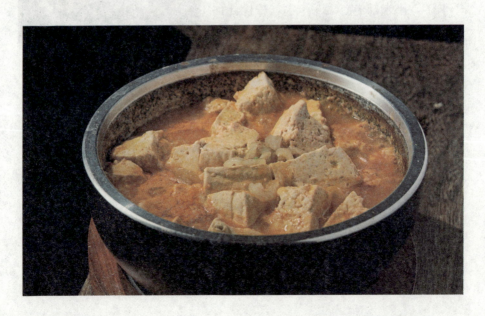

4.4 断食日晚餐食谱：温暖肠胃的滋养之选

在一天的断食后，晚餐是一天中最需要关注的餐食。既要满足肠胃的需要，又要避免摄入过多热量。以下两款晚餐食谱，富含高纤维、优质蛋白质和健康脂肪，帮助温暖肠胃，补充必要的营养，保持饱腹感，且不会给身体带来负担，特别适合在断食后食用。

食谱六：豆腐蔬菜味噌汤（134千卡）

食材：

嫩豆腐100克（80千卡），味噌酱15克（30千卡），海带芽5克（1千卡），金针菇50克（16千卡），菠菜30克（7千卡）。

步骤：

（1）500毫升水煮沸，转小火融化味噌酱。

（2）依次加入海带芽、金针菇煮3分钟。

（3）放入豆腐块、菠菜叶，关火焖2分钟。

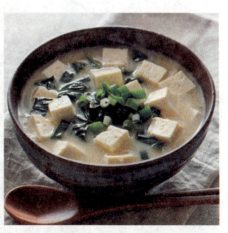

科学加成：

味噌的γ-氨基丁酸（GABA）舒缓压力性进食冲动。

海带芽的碘元素支持甲状腺功能，维持基础代谢率。

食谱七：地中海烤蔬菜拼盘（190千卡）

食材：

茄子100克（25千卡），西葫芦100克（17千卡），彩椒80克（20千卡），松子10克（68千卡），橄榄油5毫升（45千卡），意大利黑醋10毫升（15千卡），海盐适量，黑胡椒适量。

步骤：

（1）茄子、西葫芦、彩椒切厚片，刷橄榄油，撒海盐和黑胡椒。

（2）烤箱预热200摄氏度，烤20分钟至边缘焦黄。

（3）烤松子碾碎，与黑醋混合成酱汁淋在蔬菜上。

科学加成：

橄榄油的多酚化合物减少高温烹饪产生的自由基。

黑醋的乙酸抑制淀粉酶活性，降低碳水化合物吸收率。

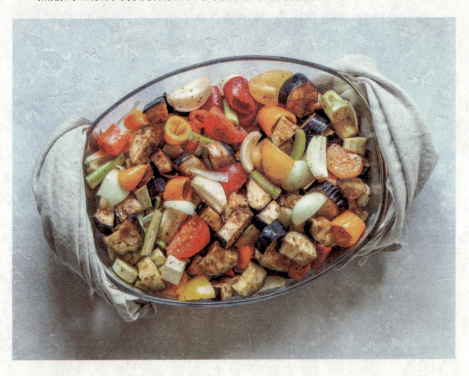

食谱八：香菇豆腐蒸蛋（175千卡）

食材：

鸡蛋1个（70千卡），嫩豆腐100克（80千卡），香菇30克（8千卡），姜末1茶匙（2千卡），酱油5毫升（5千卡），料酒5毫升（5千卡），绿色葱花少许（5千卡）。

步骤：

（1）鸡蛋打散后加入温水，比例大约为1:1.5，搅拌均匀后过滤去泡沫。

（2）豆腐捣碎成泥状，香菇切薄片。

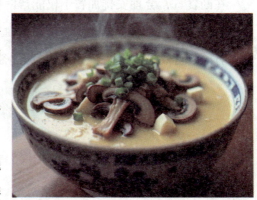

（3）将豆腐泥与蛋液混合，加入姜末、酱油、料酒搅拌均匀。

（4）将混合物倒入蒸碗中，铺上香菇片。

（5）蒸锅加水烧开，将蒸碗放入蒸锅蒸10～12分钟，直到蛋液凝固。

（6）蒸好后，撒上葱花，趁热食用。

科学加成：

鸡蛋富含蛋白质和氨基酸，有助于提升饱腹感和修复肌肉。

豆腐提供植物蛋白和钙，支持骨骼健康和代谢。

香菇多糖增强免疫力，姜末刺激消化，缓解胃肠不适。

酱油和料酒增鲜，口感丰富却不增加热量。

这三款晚餐食谱不仅低热量高营养，而且具有温暖肠胃、补充能量的效果，非常适合作为断食日晚餐食用，有效帮助身体修复同时避免摄入过多热量。

4.5 断食日加餐食谱：抑制暴食冲动的智慧选择

在断食日，合理安排加餐不仅能帮助稳定血糖水平，还能有效减少暴食冲动。通过精心选择低热量、富含蛋白质和膳食纤维的食材，我们能够在不打破断食效果的前提下，满足口腹之欲，保持长时间的饱腹感。

食谱九：辣味鹰嘴豆泥（153千卡/份）

食材：

熟鹰嘴豆80克（115千卡），蒜瓣5克（5千卡），橄榄油3克（27千卡），辣椒粉2克（6千卡）。

步骤：

（1）鹰嘴豆提前浸泡8小时，换水后用高压锅煮20分钟，至软烂备用。

（2）将鹰嘴豆、蒜瓣、橄榄油、辣椒粉放入搅拌机，加入30毫升水，搅打至细腻顺滑。

（3）分装4份，冷藏保存，风味更佳。

食用技巧：

（1）蘸食蔬菜：每份30克鹰嘴豆泥可搭配黄瓜条、胡萝卜条或芹菜段食用，增加膳食纤维摄入，提升咀嚼感，有助于增强饱腹感。

（2）涂抹全麦面包：适量搭配一片全麦面包，提供优质碳水，维持能量稳定。

（3）加水稀释成鹰嘴豆汤：加入温水搅拌，即可变成温热的鹰嘴豆浓汤，更适合寒冷天气食用。

科学加成：

（1）辣椒素（capsaicin）激活饱腹信号。辣椒粉中的辣椒素能减少饥饿素（ghrelin）分泌，有助于延长饱腹感，减少进食量。

（2）鹰嘴豆富含低GI（血糖生成指数）碳水化合物，能减小血糖快速波动水平，它的蛋白质和可溶性膳食纤维结合，使胃排空时间延长，持续供能90分钟以上。

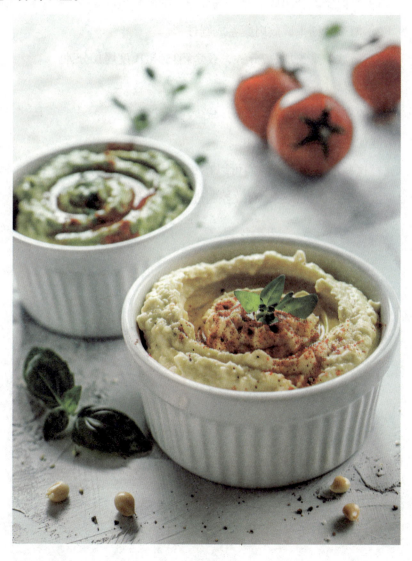

食谱十：海苔鸡肉卷（124千卡）

食材：

鸡胸肉糜80克（90千卡），无盐海苔片2张（10千卡），胡萝卜丝20克（8千卡），黄瓜半根（16千卡），黑胡椒适量（0千卡）。

步骤：

（1）鸡肉糜混合胡萝卜丝、黄瓜段，加黑胡椒调味。

（2）海苔片铺平，放肉糜卷成圆柱形。

（3）微波炉高火加热2分钟，或烤箱180摄氏度烤10分钟。

科学加成：

海苔的谷氨酸增强鸡肉鲜味，减少对咸味需求。

微波加热保留90%维生素B$_{12}$。

通过这些加餐食谱，我们可以在断食日保持充足的能量支持，同时避免血糖波动带来的饥饿感，有效控制进食量，避免暴食。

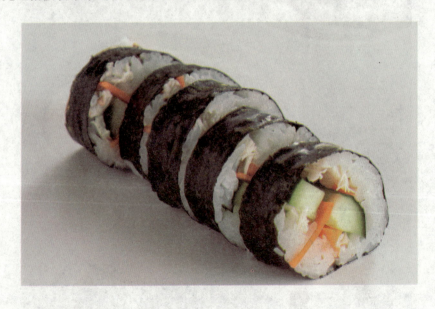

4.6 调味料科学：零热量增味的秘密武器

轻断食的最大挑战之一，是单调的味觉带来的心理挫败感。如果食物寡淡无味，很容易导致坚持不下去，甚至反弹暴食。科学搭配低热量、高风味的调味料，不仅能提高饮食的愉悦度，还能利用生理和心理机制，增强饱腹感、抑制食欲，让轻断食更容易坚持。

鲜味增强：让"清淡"食物变得满足

鲜味（umami）来自谷氨酸、肌苷酸等天然物质，它们能激活味蕾，让食物在低盐、低脂的情况下依然具有丰富的味道。

营养酵母粉（nutritional yeast）

特点：富含天然谷氨酸，可模拟奶酪的风味，同时含有B族维生素，有助于能量代谢。

使用方法：2克（10千卡）撒在沙拉或蔬菜上，增加浓郁的咸香感，适合素食者代替芝士。

科学机制：谷氨酸能增强味觉刺激，使大脑误以为食物更"浓厚"，从而减少进食需求。

香菇粉（shiitake powder）

特点：用干香菇研磨成粉，富含鸟苷酸，可使汤品鲜度提升3倍，带来类似肉类的醇厚感。

使用方法：1克（4千卡）加入汤、炖菜或调味酱，替代高热量的高汤块。

科学机制：鲜味能延长食物在口中的停留时间，延缓进食速度，增加饱腹感。

辛辣刺激：激活口腔，制造"伪饱腹感"

辛辣成分通过刺激口腔和鼻腔的感知神经，能短暂降低食欲，减少食物摄入。

山葵酱（wasabi）

特点：富含异硫氰酸酯，具有强烈的冲鼻刺激感。

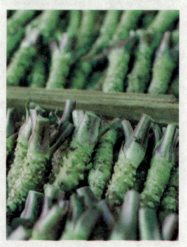

使用方法：1克（2千卡）混入酱料或蘸酱中，能提升风味，同时减少对盐的依赖。

科学机制：山葵的刺激作用让大脑误以为摄入了更丰富的食物，从而产生"伪饱腹感"。

泡椒汁（pickled chili brine）

特点：富含发酵乳酸，带有微酸与辣味，能增强食物层次感，同时轻微抑制食欲。

使用方法：10毫升（3千卡）调入凉拌菜、汤或腌制食物中，提升清爽感。

科学机制：发酵乳酸可影响肠道菌群，促进GLP-1激素分泌（一种能延长饱腹感的激素），减少进食冲动。

香气欺骗：用气味减少食物摄入

气味对食欲的影响被严重低估。特定的香气可以欺骗大脑，让人觉得食物更美味，同时减少进食量。

烘焙芝麻油（toasted sesame oil）

特点：富含萜烯类化合物，具有浓郁的坚果香气，可在嗅觉层面提升

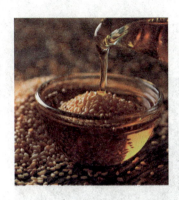

食物的满足感。

使用方法：1滴（9千卡）滴入汤品、凉拌菜或炒菜中，增强香味。

科学机制：研究发现，浓郁的食物香气能让人更容易满足，减少实际进食量20%。

柠檬皮屑（lemon zest）

特点：富含柠檬烯，带有天然的柑橘香气，可增强食物的清新感，同时促进消化。

使用方法：适量刨入沙拉、燕麦粥或鱼肉料理中，提升风味。

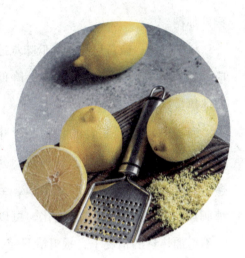

科学机制：柑橘类气味可降低皮质醇水平，减少因压力引发的暴食行为。

口感优化：增加咀嚼快感，提高饱腹感

增加食物的咀嚼时间可以延长饱腹信号的传递过程，避免因吃得太快而摄入过多热量。

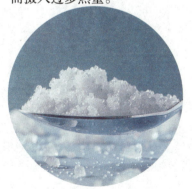

海盐结晶（flaky sea salt）

特点：比普通食盐颗粒更大，能带来独特的脆感，增强食物层次。

使用方法：适量撒在坚果、沙拉或烤蔬菜上，提高咀嚼满足感。

科学机制：较大的颗粒需要更多咀嚼时

间，从而延长进食时间，让大脑有足够时间感知饱腹感。

烘焙可可粉（cocoa powder,unsweetened）

特点：含有天然的类黄酮和可可碱，能增加微苦食物的层次感，使甜味更突出。

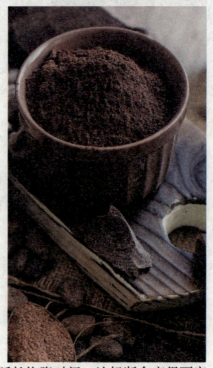

使用方法：适量加入酸奶、燕麦粥或蛋白奶昔中，提升巧克力风味而不额外加糖。

科学机制：微苦风味能降低味觉适应，减少对高甜度食品的渴望，降低整体热量摄入。

当我们觉得轻断食的食物"没味道"时，并不意味着只能靠高盐、高糖、高脂来补偿。通过鲜味增强、辛辣刺激、香气欺骗和口感优化，可以在不增加热量的情况下，提升满足感，延长饱腹时间，让轻断食变得更容易坚持。

这些调味策略，不仅低热量、高风味，更是利用生理机制，让大脑"误以为"吃得更多的科学方法。合理搭配，轻断食也能充满风味和乐趣！

4.7 应急备餐方案：忙碌日的抗饿指南

在快节奏的生活中，外卖、零食往往成为"救急"选择，但大多数快餐热量高、营养不均衡，不利于轻断食的执行和效果。这里提供低热量、高饱腹感、易获取的应急备餐方案，即使在最忙碌的日子，也能维持能量稳定，避免暴食反弹。

组合一：便利店生存包（150千卡）

适用场景：差旅、加班、无时间准备饭菜时。

获取渠道：便利店、超市。

核心搭配：高蛋白质+高纤维+低热量调味。

食材：

即食鸡胸肉100克（120千卡）——优质蛋白质，提供长效饱腹感。

海藻沙拉包50克（25千卡）——低热量，高膳食纤维，有助于肠道健康。

零卡魔芋果冻1个（0千卡）——增加饱腹感，减少对甜食的渴望。

袋装醋汁5毫升（5千卡）——促进脂肪代谢，增加口感层次。

补救措施：

如果仍感到饥饿，可加1颗水煮蛋（70千卡）补充蛋白质，提升饱腹时间。

科学机制：

鸡胸肉的蛋白质可减小胃排空速度，延缓饥饿感。

醋汁中的醋酸能降低血糖波动，避免吃完食物后短时间内再度饥饿。

魔芋果冻含可溶性膳食纤维，可吸水膨胀，模拟"吃饱"感。

组合二：办公桌快手餐（140千卡）

适用场景：办公室、居家办公，手边只有热水壶时。

获取渠道：电商、商超。

核心搭配：低碳水化合物+高蛋白质+风味增强。

食材：

速食魔芋面1包（20千卡）——
低热量，富含膳食纤维。

花生蛋白粉20克（80千卡）——
提供植物蛋白，增强饱腹感。

脱水蔬菜包10克（35千卡）——
补充维生素、矿物质，避免营养不
均衡。

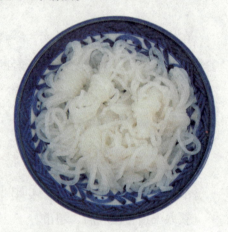

单山蘸水辣椒粉2克（5千卡）——增加辣味，提高代谢率。

步骤：

（1）热水冲泡魔芋面，浸泡2分钟沥干水分。

（2）加入蛋白粉、脱水蔬菜包、辣椒粉，再加适量热水搅拌均匀，即
可食用。

科学机制：

魔芋中的葡甘露聚糖（glucomannan）能吸水膨胀，增加胃内容物体
积，制造"吃饱"错觉。

花生蛋白粉提供缓释氨基酸，减少餐后血糖波动，防止饥饿感提前
到来。

辣椒粉中的辣椒素可短时间提高代谢率5%～8%，帮助脂肪氧化。

组合三：微波炉一键餐（250千卡）

适用场景：公司茶水间、宿舍、出租房，无明火但有微波炉。

获取渠道：超市、预制菜品牌。

核心搭配：蛋白质+健康脂肪+微量元素。

食材：

冷冻牛肉丸4颗（140千卡）——提供动物蛋白，富含铁、锌。

速冻混合蔬菜100克（40千卡）——膳食纤维+抗氧化物质。

即食藜麦饭50克（70千卡）——低GI碳水化合物，稳定血糖。

海盐黑胡椒粉适量（0千卡）——提升风味。

步骤：

牛肉丸微波加热90秒，混合速冻蔬菜再加热60秒。

加入藜麦饭、调味料，搅拌均匀，即可食用。

科学机制：

红肉中的铁和锌能提高基础代谢，避免低热量饮食导致的代谢下降。

藜麦富含赖氨酸，可提高蛋白质利用率，使饱腹时间更长。

蔬菜中的膳食纤维能促进肠道蠕动，减少因饮食控制引起的便秘问题。

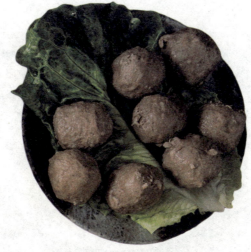

组合四：外卖点单避坑指南（≤250千卡）

适用场景：无法自己准备餐食时。

获取渠道：各类外卖平台。

推荐选择：

清汤牛肉粉（去粉，仅吃肉+蔬菜）（200千卡）。

外卖日式蒸蛋+海苔紫菜汤（180千卡）。

现切水果拼盘+无糖酸奶（230千卡）。

避坑提醒

避开淀粉陷阱：螺蛳粉、米粉、盖饭，容易让血糖短时间飙升后快速下降，造成饥饿感反弹。

远离高油高盐：快餐炒菜多用廉价油+过量钠，容易水肿，影响代谢。

警惕"健康陷阱"：燕麦奶、果昔碗、低脂沙拉酱等，看似健康但常隐藏高糖。

即使生活再忙碌，也可以用科学备餐策略维持稳定的能量供应，避免因饥饿感失控导致暴食反弹。掌握高蛋白质、低碳水化合物、强饱腹的食物组合，就能轻松在快节奏生活中，坚持轻断食，让健康成为长期习惯。

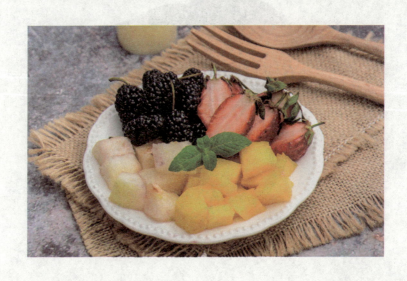

4.8　饮品选择：喝对液体，饥饿感减半

断食期间，选择正确的饮品不仅能缓解饥饿感，还可稳定血糖、维持电解质平衡，甚至提升脂肪代谢。相比单纯的白开水，科学搭配的低热量饮品能带来更长时间的满足感，减少将口渴误判为饥饿的情况。

控制血糖波动，减少饥饿感

血糖剧烈波动会导致饥饿感加剧，而特定的饮品可在断食期间平稳血糖，避免暴饮暴食。

肉桂生姜梨水（12千卡）

适用场景：餐前饮用，减少进食量。

配方：温水300毫升，生姜5克，梨20克，肉桂粉1克。

科学机制：

肉桂可提高胰岛素敏感度，降低餐后血糖波动28%，避免血糖骤降引发的暴食冲动。

建议饮用时间：餐前15~20分钟。

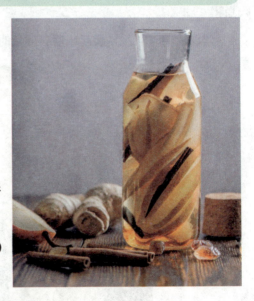

维持电解质平衡，防止"断食头晕"

长时间轻断食可能会导致钠、钾等电解质流失，引发疲劳、头晕、低血压。适量补充电解质水，有助于维持能量水平，让身体适应低热量摄入状态。

海盐柠檬电解质水（0千卡）

适用场景：晨起或断食期饮用，预防轻断食"低钠综合征"。

配方：纯净水500毫升，喜马拉雅粉盐/海盐1克，柠檬及汁水半颗。

科学机制：

海盐中的钠可维持体内水电解质平衡，避免因钠流失导致头晕、乏力。

柠檬汁富含柠檬酸，可提高钠、钙、镁的吸收率，增强细胞能量代谢。

建议饮用时间：早晨起床后，或长时间断食时。

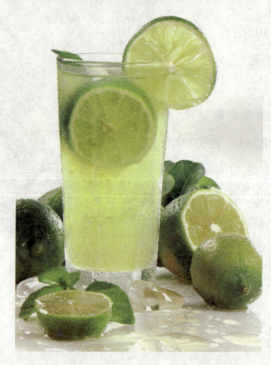

以"味觉欺骗"降低食欲

某些草本植物的特殊风味可在无热量的情况下影响食欲，通过激活嗅觉和味觉来"欺骗"大脑，减少进食冲动。

玫瑰茄柠檬茶（2千卡）

适用场景：午后或晚间饮用，延长饱腹感。

配方：洛神花（玫瑰茄）2朵，新鲜柠檬1片，冷水（或气泡水）500毫升，1~2滴代糖液增加甜感（可选）。

科学机制：

洛神花（玫瑰茄）富含花青素，可调节瘦素（leptin）水平，延长饱腹感。

柠檬片可降低食欲信号传递，让大脑误以为已进食。

建议饮用时间：饭后或断食日傍晚，以减少晚间饥饿感。

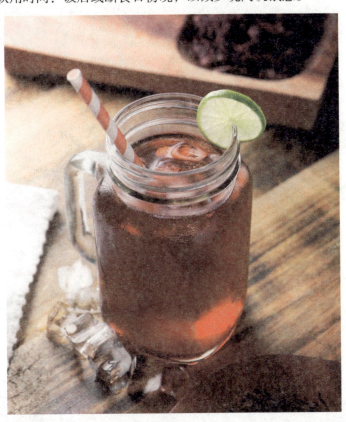

促进脂肪代谢，加速"燃脂模式"

某些饮品中的成分可增强脂肪氧化，在低热量饮食状态下，帮助身体更高效地利用脂肪作为能量。

生咖啡豆绿茶（3千卡）

适用场景：晨间或运动前饮用，提高脂肪燃烧效率。

配方：绿茶叶2克，轻度烘焙生咖啡豆（磨碎）5克，热水300毫升。

科学机制：

绿茶中的EGCG（表没食子儿茶素没食子酸酯）可提高棕色脂肪活性，增强热量消耗。

生咖啡豆富含绿原酸，可抑制脂肪吸收并提高脂肪氧化率，促进减脂效果。

建议饮用时间：晨起、运动前30分钟。

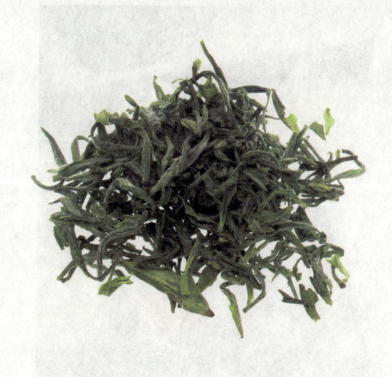

以"体积感"缓解空腹感

通过高水分含量的饮品填充胃部空间,让大脑感受到"吃饱"的信号,有助于减少断食期间的生理性饥饿感。

黄瓜苏打水(2千卡)

适用场景:午餐或下午茶时间,增强饱腹感。

配方:气泡水500毫升,新鲜黄瓜2片,柠檬1片,喜马拉雅盐1克,鲜薄荷叶3片。

科学机制:

气泡水的"膨胀感"可增加胃内压力,激活机械饱腹信号,减少食欲。

黄瓜中的果胶可延缓胃排空,提高饱腹持续时间。

建议饮用时间:餐前20分钟或断食日白天。

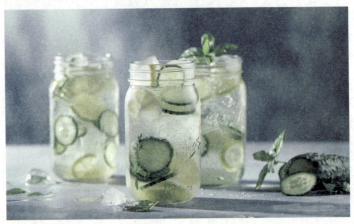

断食并不意味着只能喝白开水,合理利用低热量、高功能性的饮品,不仅能缓解饥饿感,还能改善代谢、降低血糖波动、加快脂肪燃烧。

选择策略:

餐前喝肉桂生姜梨水:减少血糖波动,避免吃太多。

晨起喝海盐柠檬电解质水:防止低钠头晕,增强细胞能量代谢。

饭后喝玫瑰茄柠檬茶：降低食欲，延长饱腹感。

运动前喝生咖啡豆绿茶：加速脂肪氧化，提高燃脂效率。

白天喝黄瓜苏打水：利用"体积感"欺骗大脑，减少饥饿感。

断食日的饮食设计，是热量限制与营养密度之间的精密平衡。通过高纤维食材的物理填充、优质蛋白质的激素调节、健康脂肪的代谢支持，以及科学的调味策略，我们完全可以在低热量框架下实现持久饱腹与营养充足。记住，真正的抗饥饿不是"忍耐"，而是"智慧地满足"。

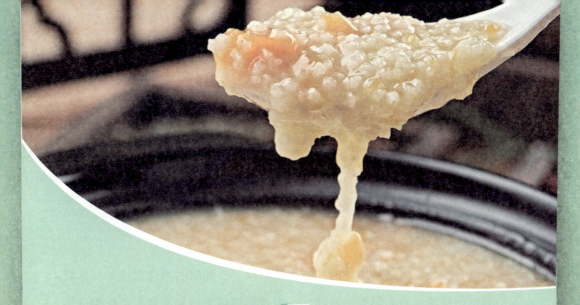

第**5**章

复食期关键食谱：
温和重启消化系统

　　轻断食最脆弱的"代谢重启窗口"就是复食期，粗暴回归常规饮食易引发消化系统过载与代谢反弹。本章基于胃肠动力修复曲线，根据断食日的身体营养分配，通过建立营养密度阶梯，构建不同的防暴食防线，实现消化系统的温和启动。

5.1 复食期饮食三阶段：从流质到固态的科学过渡

　　复食期是轻断食最危险的"软着陆阶段"，此时的消化系统如同休眠后苏醒的精密仪器，需要逐步激活。根据肠道绒毛修复周期与消化酶分泌规律，复食需严格遵循三阶段法则。

第一阶段：流质期（24~48小时）

核心任务：

唤醒消化功能，避免消化道黏膜损伤。

生理变化：

此时胃酸分泌量仅为正常状态的30%，胰腺淀粉酶活性下降50%；肠道绒毛高度缩减了20%~30%，吸收面积大幅减少。

饮食原则：

热量：每日800~1000千卡（正常量的50%~60%）。

质地：无渣、无纤维，温度38~40摄氏度（接近体温）。

营养：以摄入短链脂肪酸（SCFA）和短肽为主。

推荐食谱：

黄金米油：糙米50克，小火熬煮2小时，取上层米汤（去渣）。每100毫升含易吸收糊精12克，修复肠黏膜糖蛋白。

南瓜椰奶羹：南瓜蒸熟打泥，混合无糖椰奶（比例2:1）。此羹

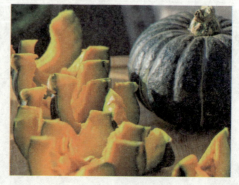

中β-胡萝卜素与月桂酸协同增强肠道免疫屏障。

禁忌警示：

绝对避免蔬果汁（果酸刺激胃黏膜）；禁用粗纤维（如燕麦片），可能划伤萎缩的肠道绒毛。

第二阶段：半流质期（48～72小时）

核心任务：

刺激消化酶分泌，重建肠道菌群。

生理变化：

此阶段胃酸分泌恢复至60%，胆汁排出量增加；双歧杆菌等益生菌数量回升至断食前的70%。

饮食原则：

热量：每日可摄入1000～1200千卡。

质地：细软无颗粒，可含少量可溶性纤维。

营养：增加发酵食品与益生元。

推荐食谱：

三文鱼蒸蛋：鸡蛋1个+三文鱼碎30克+昆布高汤50毫升。此食谱中含有的蛋氨酸与ω-3脂肪酸将协同修复肠上皮细胞链接蛋白。

纳豆山药糊：山药蒸熟捣泥，拌入纳豆20克。此食谱中含有黏液蛋白与纳豆激酶，能促进肠道蠕动的恢复。

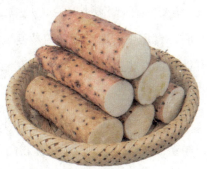

科学加成：

每餐添加5克低聚果糖（益生元），使双歧杆菌增殖速度提升3倍；餐后饮用30毫升苹果醋水（稀释10倍），刺激胃蛋白酶原的激活。

第三阶段：固态期（72小时~7天）

核心任务：

全面恢复消化功能，预防复胖反弹。

生理变化：

肠道绒毛高度恢复至正常的90%，乳糖酶活性完全复原；基础代谢率回升至断食前水平，胰岛素敏感性达峰值。

饮食原则：

热量：每日递增100~150千卡，直至恢复日常摄入量。

质地：从软烂过渡到常规硬度，食物保留适量颗粒状，增加咀嚼感。

营养：重点补充锌、维生素B_{12}等修复性营养素。

推荐食谱：

西蓝花土豆泥：土豆150克蒸熟压泥，拌入西蓝花碎50克。土豆含抗性淀粉，可以喂养益生菌，西蓝花的萝卜硫素可以进行肠道解毒。

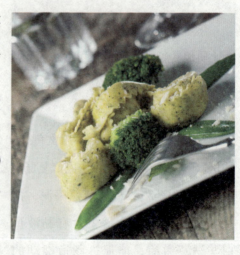

慢炖牛腱藜麦饭：牛腱肉100克+藜麦50克+胡萝卜30克，炖煮2小时。食谱中的血红素铁与藜麦皂苷协同提升肠道供氧效率。

过渡技巧：

将固态食物切割成0.5立方厘米的小块，可以降低机械消化的负担；每口咀嚼25次以上，刺激唾液淀粉酶分泌。

5.2 复食期关键食谱：精准营养配比实操指南

　　本节提供一系列精准营养配比的实操食谱，确保复食期能量恢复不超标、营养吸收更高效，并减少暴食风险。

核心策略：

　　温和唤醒消化系统：优先选择易消化、低脂肪、高蛋白的食物，逐步增加食物复杂度。

　　精准控制血糖波动：避免摄入高GI食物，选择富含膳食纤维和健康脂肪的食物组合，进而平稳血糖。

　　优先补充关键营养素：蛋白质、电解质、益生元、抗氧化物质，帮助身体迅速恢复代谢水平。

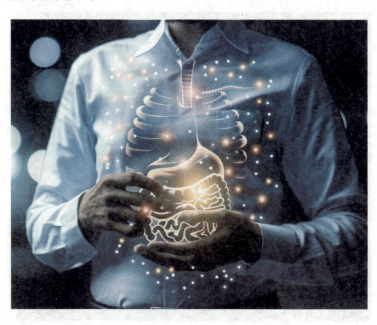

食谱一：南瓜小米粥（流质期）

食材：

黄南瓜200克（80千卡），小米30克（106千卡），椰子油5毫升（45千卡）。

步骤：

（1）小米浸泡1小时后沥干，干锅小火炒至微黄（释放谷氨酸）。

（2）南瓜切块蒸熟，与炒小米加500毫升水破壁机打成糊。

（3）南瓜小米糊隔水加热至75摄氏度，拌入椰子油乳化。

科学解析：

炒制小米的焦香化合物（吡嗪类）可以刺激嗅觉，唤醒消化液分泌；南瓜果胶可以包裹小米淀粉，延缓糖分吸收速度40%；椰子油的中链脂肪酸可以直接供能，减轻肝脏代谢负担。

> 禁忌：糖尿病患者需减少小米至15克，同时加奇亚籽10克，调节升糖指数。

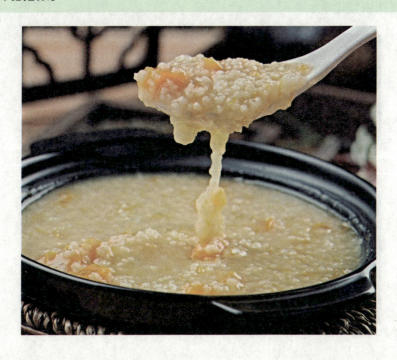

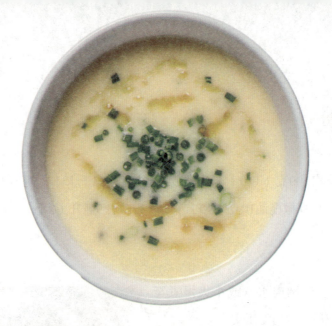

食谱二：丝滑豆浆蛋羹（半流质期）

食材：

鸡蛋2个（140千卡），无糖豆浆100毫升（30千卡），低钠鸡汤50毫升（14千卡），食盐少许（0千卡），葱花少许（1千卡）。

步骤：

（1）鸡蛋打散，加入豆浆、鸡汤和食盐，搅拌均匀后过筛，确保蛋液细腻无气泡。

（2）倒入蒸碗，覆耐高温保鲜膜扎孔，放入蒸锅。

（3）水沸后转中小火，控制温度约85摄氏度，蒸10分钟至蛋羹凝固。撒上少许葱花点缀即可食用。

关键技巧：

豆浆代替高汤，可提供优质植物蛋白，且豆浆含有大豆异黄酮，有助于维持激素平衡。

过筛蛋液，使蛋羹更顺滑，适合流质期食用。

低温慢蒸，防止蛋白质过度凝固，确保口感嫩滑。

科学设计：

富含大豆蛋白和卵磷脂，有助于肠道修复；低脂高蛋白，适合轻断食流质期食用，同时温和养胃。

食谱三：鸡胸肉菠菜沙拉（固态期）

食材：

鸡胸肉100克（110千卡），菠菜100克（23千卡），胡萝卜50克（18千卡），初榨橄榄油10克（90千卡），柠檬汁5毫升（2千卡），黑胡椒适量（0千卡）

步骤：

（1）鸡胸肉水煮或小火慢煮至熟，晾凉后做成肉泥压实。

（2）菠菜焯水30秒捞出，沥干水分，稍微挤干后铺在鸡胸肉上方。

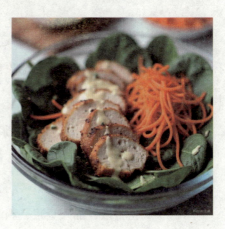

（3）胡萝卜刨丝，撒在菠菜上。

（4）调味：橄榄油、柠檬汁、黑胡椒混合均匀，淋在鸡胸肉和蔬菜上，拌匀即可。

科学设计：

鸡胸肉提供的优质蛋白质，可促进肌肉修复，增强饱腹感。

菠菜富含镁、叶酸和抗氧化物，支持肠道健康运行。

胡萝卜含有的β-胡萝卜素促进维生素A合成，保护肠道黏膜。

柠檬汁增加食物的维生素C含量，促进铁吸收。

橄榄油有助于脂溶性维生素吸收。

适配调整：

若想口感更浓郁，可加入少量坚果碎（如杏仁或核桃）。

乳糖不耐受者可撒少许营养酵母，增加咸香风味，并补充B族维生素。

5.3 复食期常见错误操作与拯救方案

　　复食期是身体从禁食状态恢复到正常饮食的关键阶段，若操作不当，容易引发一系列不适症状，甚至影响身体健康。以下是复食期常见的几个错误操作及拯救方案，可以帮我们在两个阶段顺利过渡并避免常见陷阱。

错误一：暴食高纤维蔬果

　　张女士在复食首日大量食用芹菜汁和火龙果，结果引发了严重腹泻和电解质紊乱。

机制：

　　高纤维蔬果含有大量粗纤维，这些纤维与肠道特别是断食后脆弱的肠壁发生过多摩擦，可能导致黏膜脱落造成腹泻。

　　火龙果和其他高糖水果中的果糖，在肠道菌群失衡的状态下，容易引发渗透性腹泻，使体内水分大量流失，造成电解质紊乱。

补救方案：

　　立即停食，给肠道一定的休息时间。

　　口服补液盐：每袋补液盐兑500毫升温水，帮助恢复体内电解质平衡。

　　后续3天回归流质期，避免再摄入过多纤维。

　　添加谷氨酰胺粉（5克/日），修复肠道黏膜并改善肠漏问题，提升肠道屏障功能。

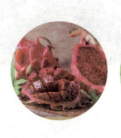
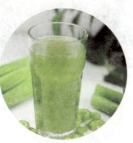

错误二：过早摄入大量红肉

李先生在复食的第三天吃了大量牛排，结果出现了胃胀痛与便秘。

机制：

复食初期，胃蛋白酶的活性通常仅恢复到正常值的40%，这时还无法有效分解肌纤维蛋白，导致牛肉等红肉在胃中停留时间过久，产生胀气。

红肉中的血红素铁，在肠道缺氧的情况下容易加速有害细菌的增殖，加重消化不良症状。

补救方案：

口服消化酶：选择含有胃蛋白酶和胰酶的补充剂，帮助分解肉类中的蛋白质。

在复食期尽量避免红肉，改为进食容易消化的白肉（如鸡肉、鳕鱼），以减少消化系统的负担。

补充维生素C，帮助提高铁的吸收，减少铁在肠道中的氧化作用。

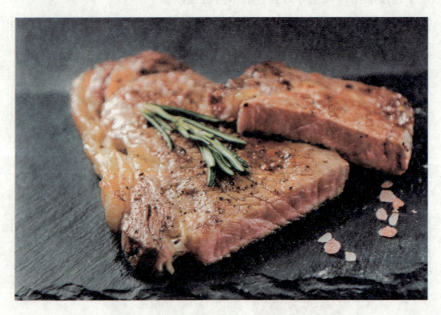

错误三：忽略电解质监测

王小姐在复食期只喝粥，结果出现了低钾血症，血钾水平降至2.8mmol/L，引发了身体乏力和心律不齐。

机制：

在复食初期，流质食物会导致排尿增加，进而加速钾、钠、镁等电解质的流失。

单纯的碳水化合物饮食（如白粥）缺乏必需的电解质来源，尤其是钾，容易引发低钾血症。

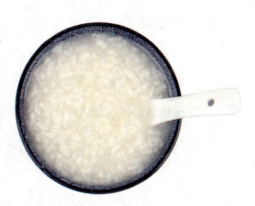

补救方案：

紧急补充电解质：口服氯化钾缓释片，遵循医生的建议，逐步恢复电解质平衡。

在日常饮食中增加高钾食材（如紫菜、口蘑、香蕉等）摄入，确保每天摄入钾≥3500毫克。

逐步恢复正常饮食的过程中，加入富含钠、钾、镁的食材，保持电解质的稳定。

复食期是从低热量、高纤维的饮食模式回归正常饮食的关键阶段。过快、过量或过早地进食某些食物，都可能导致身体不适。正确的做法是循序渐进，避免暴食和不恰当的食物选择，特别是要避免进食高纤维食物、红肉，以及忽视电解质的补充。

通过科学调整复食饮食结构，及时发现和解决问题，可以最大化减少不适状况的发生，帮助身体顺利恢复。

5.4 复食期监测工具与调整策略

肠道健康监测

可通过粪便检测（如便隐血试验、肠道菌群分析）评估肠道修复情况，及时调整饮食策略。（此处仅为示例，具体监测工具与调整策略需根据个人情况和专业建议制定。）

> 如上例中的王小姐，复食期只喝粥，导致低钾血症（血钾2.8mmol/L）。

机制：

流质期排尿增加，钾、钠、镁流失加速；单纯碳水化合物饮食缺乏电解质来源。

补救：

（1）紧急口服氯化钾缓释片（遵医嘱）。

（2）日常食谱添加高钾食材（紫菜、口蘑），每日摄入钾≥3500毫克。

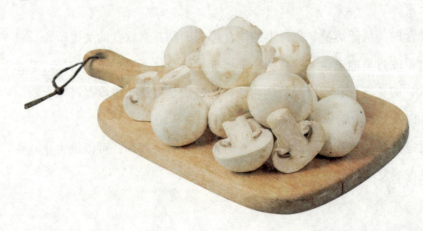

肠道功能自测表

排便状态：

理想：黄色香蕉状（布里斯托分类第4型）。

预警：水样便（第7型）或羊粪状（第1型）。

腹胀频率：

允许：每日餐后轻微胀气（＜30分钟）。

危险：持续胀痛+排气停止（警惕肠梗阻）。

代谢恢复指标

晨起静息心率：正常范围60～100次/分，小于55次/分提示代谢抑制。

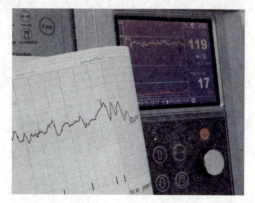

体脂率变化：每周增长小于或等于0.5%，超过需调整碳水化合物比例。

尿酮试纸：复食第5天应降至0.5mmol/L以下，持续高位提示能量不足。

心理状态评估

食欲稳定性：

正常：餐后3～4小时自然饥饿。

异常：餐后1小时即出现暴食冲动（需增加蛋白质摄入）。

情绪波动：

允许：轻微焦虑（复食激素调整期）。

危险：持续抑郁+失眠（立即停止复食，就医检查皮质醇水平）。

复食期是轻断食的"临门一脚"，其重要性不亚于断食本身。从流质到固态的三阶段过渡，本质上是对肠道生态、消化酶系统与代谢网络的系统性重启。通过科学的食谱设计、严密的监测指标与灵活的调整策略，我们不仅能避免腹胀腹泻等短期风险，更能为长期代谢健康奠定基础。

急于求成的复食如同暴雨冲刷旱地——看似解渴，实则会引发水土流失。真正的智慧，在于给身体足够的时间重获平衡。

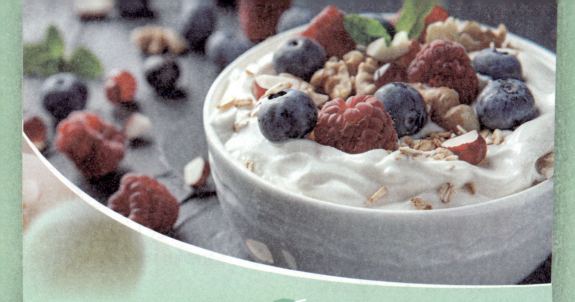

第6章

非断食日营养强化食谱

非断食日是修复代谢、恢复能量和促进健康的重要时间窗口。在这一阶段，精准的营养素配比和食材选择，能有效帮助机体恢复并修复断食日可能引起的代谢损伤。这不仅可以加速体内能量的转化，还能滋养机体，促进身体的全面健康。通过靶向性营养干预，非断食日的饮食设计能够有效地优化身体的代谢功能，让身体重新焕发活力。

6.1 如何通过饮食修复代谢损伤？

代谢损伤的本质是身体进入"节能模式"，基础代谢率下降、线粒体功能受损、激素分泌紊乱。修复的关键在于，通过靶向性营养干预，重启代谢引擎。以下是三大核心策略。

策略一：重建细胞功能

细胞是身体的基本单位，代谢修复的首要任务是恢复细胞的健康功能。细胞功能的恢复离不开抗氧化、能量产生和细胞修复等关键因素。

核心营养素：

辅酶Q10：辅酶Q10是一种强效的抗氧化剂，能帮助恢复细胞内线粒体的功能，改善能量产生，提升细胞活性。辅酶Q10的食物来源包括牛肉、沙丁鱼等。

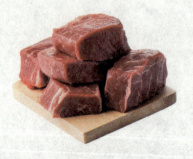 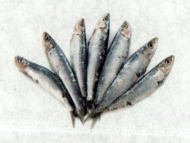

硫辛酸：硫辛酸具有强大的抗氧化作用，可以帮助清除体内自由基，保护细胞免受损伤，且能促进维生素C再生，增强免疫力。富含硫辛酸的食物包括菠菜、西蓝花茎等。

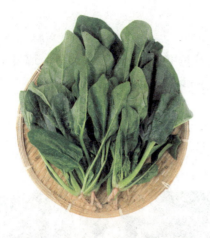
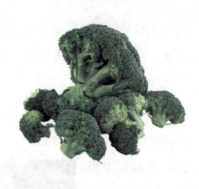

B族维生素：B族维生素是能量代谢的关键，它们参与三羧酸循环，帮助身体从食物中获取更多能量。食物来源有猪肝、全谷物等。

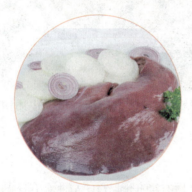
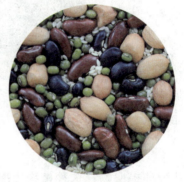

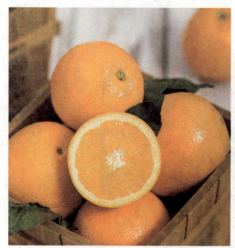

科学配比：

每日摄入辅酶Q10≥30毫克（约150克牛心）。

硫辛酸与维生素C同食，吸收率提升40%。可通过食用富含硫辛酸的食物（如西蓝花）搭配维生素C丰富的食材（如柑橘类水果）来实现。

策略二：平衡激素

激素平衡是代谢恢复的关键，尤其是甲状腺激素和皮质醇。通过调节激素水平，可以提高基础代谢率，加速脂肪燃烧和能量消耗。

甲状腺激素支持：

硒：硒有助于促进甲状腺激素T4向活性更强的甲状腺激素T3的转化。食物来源包括巴西坚果、鱼类等。

锌：锌有助于提高甲状腺受体的敏感性，使甲状腺激素的效果更显著。食物来源包括牡蛎、牛肉、豆类等。

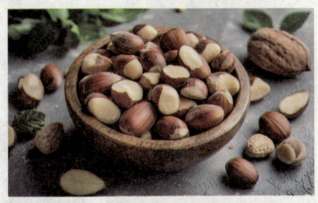

皮质醇调控：

磷脂酰丝氨酸：磷脂酰丝氨酸能帮助降低体内应激激素（皮质醇）水平，减少应激反应，提升身体对压力的适应能力。食物来源有大豆卵磷脂等。

南非醉茄提取物：这种植物提取物有助于调节HPA轴（下丘脑—垂体—肾上腺轴）的节律，促进心理和生理的平衡。

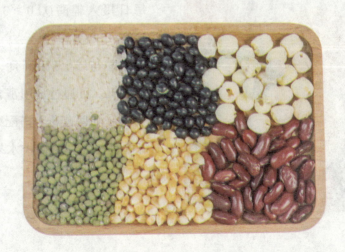

策略三：修复胰岛素敏感性

胰岛素敏感性是代谢健康的核心，胰岛素对血糖升降和脂肪存储有重要调节作用。通过提升胰岛素敏感性，可以帮助改善血糖控制，促进脂肪的燃烧。

关键物质：

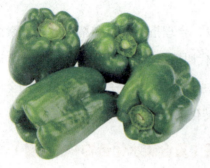

铬：铬能够增强胰岛素受体的活性，帮助改善胰岛素的作用。食物来源包括西蓝花、青椒、全麦等。

镁：镁是胰岛素功能的辅助因子，能够改善葡萄糖转运和利用。食物来源有黑巧克力、南瓜籽、绿叶蔬菜等。

肉桂醛：肉桂醛可以模拟胰岛素的作用，帮助提高细胞对胰岛素的敏感性。食物来源包括锡兰肉桂。

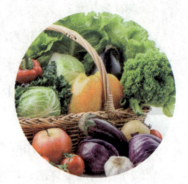

黄金比例：

每餐的碳水化合物、蛋白质和脂肪比例控制在4:3:3（体积比），有助于维持血糖的稳定并提高胰岛素敏感性。

通过精准的营养干预，非断食日的饮食设计能够有效修复代谢损伤，恢复身体的正常代谢功能。

重建细胞功能、平衡激素水平以及修复胰岛素敏感性，是恢复健康、提升身体能量和促进脂肪燃烧的关键步骤。精心选择食材和合理搭配营养素，不仅有助于身体从断食期更快地恢复，还能提高整体健康水平。

6.2 代谢修复核心食谱：调节营养的实践方案

非断食日是代谢修复的关键阶段，合理搭配食材和精准的营养素配比，不仅能修复断食期间可能造成的代谢损伤，还能促进身体的健康。以下是几款代谢修复的核心食谱，它们通过科学食材搭配来保证营养的全面摄入，帮助重启身体代谢和增强能量转化。

食谱一：糙米饭配红酒炖鸡腿（复合碳水化合物+铁元素）

食材（2人份）：

鸡腿300克（510千卡），糙米150克（525千卡），红酒100毫升（85千卡），洋葱100克（40千卡），胡萝卜100克（41千卡），油5毫升（45千卡），迷迭香1小枝（2千卡）。

步骤：

（1）鸡腿肉切块，用红酒腌制30分钟去腥，还可以提升风味。

（2）锅内加少许油，煎鸡腿肉至微微焦黄，加入切碎的洋葱和胡萝卜翻炒。

（3）倒入剩余红酒，加水没过食材，放入迷迭香，小火慢炖45分钟至汤汁浓稠。

（4）糙米提前浸泡3小时，蒸熟后搭配红酒炖鸡腿食用。

科学解析：

鸡腿肉富含血红素铁，生物利用率高，有助于改善缺铁性贫血。

红酒中的多酚类物质能促进血液循环，同时提升对铁的吸收率。

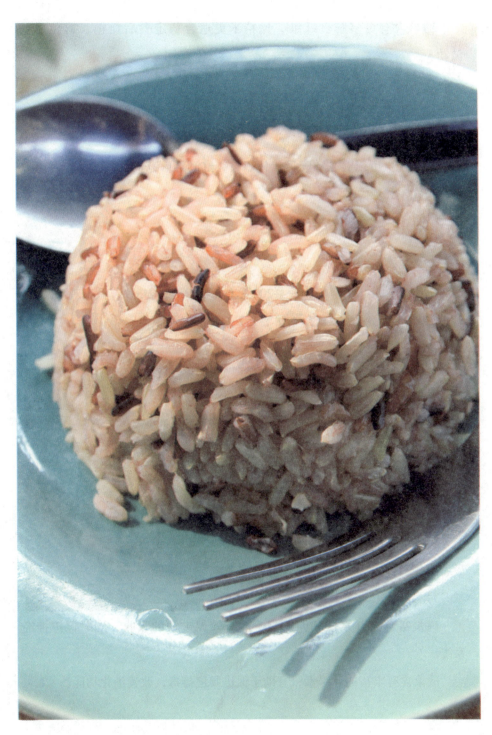

糙米含有更多膳食纤维，比精米更适合稳定餐后血糖，避免血糖波动。

适配调整：

贫血患者：可加入50克动物肝脏（如鸡肝），提升食物中的铁含量和维生素B$_{12}$。

素食者：可用蘑菇和天贝代替鸡肉，红酒炖蘑菇同样很美味，并可以补充植物铁和蛋白质。

食谱二：鸡蛋菠菜汤（补铁易消化）

食材：

鸡蛋2个（140千卡），菠菜200克（46千卡），姜3片，低钠鸡汤500毫升（140千卡），香油2毫升（18千卡）。

步骤：

（1）鸡蛋打散，搅拌均匀备用。

（2）锅中倒入鸡汤，加入姜片，煮沸后转小火。

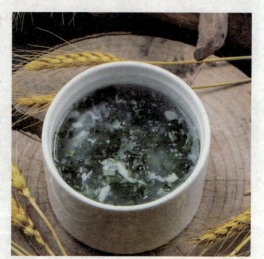

（3）慢慢倒入蛋液，用勺子轻轻搅拌，使蛋液形成蛋花。

（4）加入菠菜，煮1分钟，最后滴几滴香油，即可食用。

功能解析：

鸡蛋富含血红素铁和卵磷脂，能有效促进铁的吸收，同时保护神经系统。

菠菜含有丰富的叶绿素，有助于促进肠道排毒，改善消化功能。

食谱三：希腊酸奶坚果碗（益生菌+不饱和脂肪）

食材：

希腊酸奶200克（140千卡），混合坚果（核桃+巴旦木+巴西坚果）30克（180千卡），奇亚籽10克（50千卡），蓝莓50克（29千卡），树莓30克（16千卡）。

步骤：

（1）酸奶与奇亚籽混合，冷藏4小时形成布丁质地。

（2）坚果用160摄氏度烘烤8分钟激发香气，粗切保留颗粒感。

（3）组装时分层铺入酸奶、树莓、蓝莓、坚果碎。

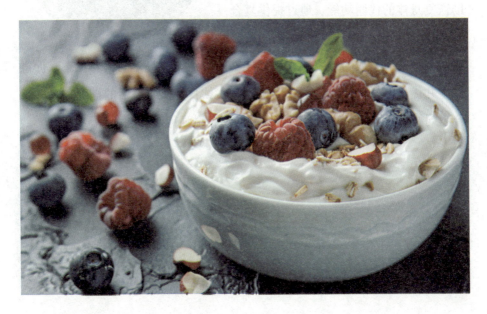

功能解析：

希腊酸奶中的酪蛋白具有缓释支链氨基酸（BCAA）的作用，有助于持续修复肌肉组织。

核桃富含α–亚麻酸（ALA），可以转化为EPA/DHA，能有效抑制体内的慢性炎症。

巴西坚果是硒的优质来源，每日2颗即可达到硒的摄入标准，帮助维持甲状腺健康和调节新陈代谢。

升级方案：

可添加5克螺旋藻粉，补充藻蓝蛋白（phycocyanin），强化抗氧化网络，进一步提升免疫系统的功能，帮助减少氧化压力。

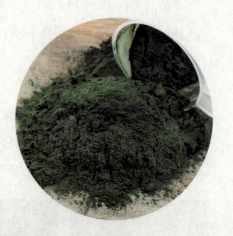

这些代谢修复食谱不仅注重食物的营养价值，同时通过巧妙的食材搭配帮助恢复身体的代谢功能。通过提供复合碳水化合物、优质蛋白质、必需脂肪酸以及丰富的矿物质与维生素，我们能够有效地调节身体的营养状态，促进健康并优化能量代谢。这些食谱也为日常饮食提供了灵活的搭配方案，适合不同健康需求的个体，帮助更好地修复和增强代谢功能。

6.3 代谢修复加餐食谱：精准营养补给站

在代谢修复的过程中，加餐不仅能缓解饥饿感，还能通过精准的营养补充帮助身体各项代谢功能的恢复。以下是两款代谢修复加餐食谱，它们通过提供抗炎、解毒以及修复脑代谢的功能性食材，帮助人体进一步优化代谢状态。

食谱四：姜黄拿铁（抗炎特饮）

食材：

无糖杏仁奶200毫升（30千卡），姜黄粉3克（10千卡），椰子油5毫升（45千卡）。

步骤：

（1）将杏仁奶加热至70摄氏度，加入姜黄粉搅拌均匀。

（2）倒入搅拌机中，加入椰子油，高速打30秒直至乳化。

科学加成：

椰子油中的中链甘油三酯（MCT），能为大脑提供快速的酮体前体，有助于支持脑代谢的修复和清晰度。MCT还能够提供快速的能量供给，帮助恢复基础代谢率，促进大脑细胞再生。

推荐人群：

长期处于压力中的人群、炎症反应较强的个体，以及需要提高大脑功能的人群。

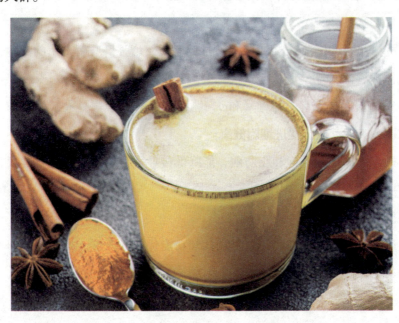

食谱五：柠檬烤三文鱼（Nrf2通路激活剂）

食材：

三文鱼排150克（240千卡），柠檬3片（10千卡），橄榄油10毫升（90千卡），黑胡椒适量（0千卡），薄荷1小枝（2千卡）。

步骤：

（1）三文鱼排洗净擦干，用黑胡椒和橄榄油均匀涂抹，腌制15分钟。

（2）烤盘铺上柠檬片，将三文鱼放在上面，表面再放一片柠檬和薄荷。

（3）烤箱预热至180摄氏度，烘烤12~15分钟至鱼肉变嫩，表面微微金黄。

（4）取出静置2分钟，让柠檬香气渗透至鱼肉中后即可享用。

代谢修复机制：

柠檬富含维生素C，可促进Nrf2通路激活，增强肝脏解毒酶的活性，提高机体抗氧化能力。

三文鱼含有丰富的虾青素和$\omega-3$脂肪酸，有助于修复大脑代谢调控中枢，改善炎症反应，促进细胞健康。

橄榄油提供单不饱和脂肪酸，能降低慢性炎症，维护心血管健康，并增强脂溶性抗氧化剂的吸收。

推荐人群：

适合需要抗氧化、代谢修复和认知功能优化的人群，如高压工作者、长期暴露在污染环境中的个体，以及关注心脑血管健康的人群。

6.4 代谢监测与动态调整

代谢健康的监测不仅仅依赖于热量摄入和消耗的计算，更是通过观察身体的细微变化来判断健康状态。当我们了解身体发出的信号时，便能及时进行调整，避免代谢紊乱的发生。以下是几个常见的代谢信号和它们可能反映的潜在问题。

指甲出现横纹

指甲上出现横纹通常意味着，身体在经受某种急性压力或营养不良。在甲亢或甲减的情况下，甲状腺功能异常会影响到体内代谢的平衡，进而导致指甲的生长出现异常。这种横纹的出现通常是由蛋白质合成受到影响，或者体内缺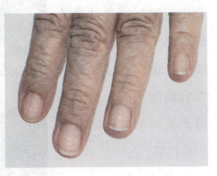乏矿物质和维生素所致。如果出现这种情况，应该及时监测甲状腺功能，并通过补充足够的营养来调节甲状腺激素的水平。

下午3～4点极度嗜睡

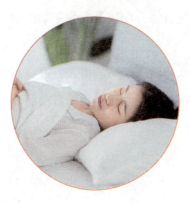下午3～4点间的嗜睡感，是肾上腺疲劳的典型症状之一。肾上腺负责分泌皮质醇，帮助身体应对压力。当人体长期处于高压状态时，肾上腺可能因过度工作而变得疲劳，导致血糖波动和能量骤降，表现为下午的极度嗜睡感。

此时，应该保持规律的饮食，避免过度摄入含咖啡因的食物，增加富含镁、维生素C和B族维生素的食物，这些有助于恢复肾上腺的健康。此外，合理规划工作和休息时间，减少过度压力，也能有效缓解这一症状。

月经周期波动＞7天

月经周期的波动常常与性激素的平衡密切相关。若月经周期波动超过7天，可能表明体内的激素水平出现了异常，如多囊卵巢综合征（PCOS）、雌激素过高或孕酮不足等。这些激素失衡的原因可能与长期的饮食不当、过度节食或压力过大有关。

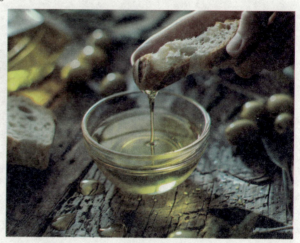

在这种情况下，饮食中应增加富含健康脂肪（如亚麻籽油、橄榄油）、蛋白质以及植物性食物的比例，这些都对激素调节和代谢有着积极作用。

夜间频繁醒来

如果在夜间经常醒来，尤其是伴随口渴和饥饿感，可能表明你的血糖水平出现了波动。当血糖水平不稳定时，体内的胰岛素分泌会受到影响，进而影响夜间的睡眠质量。低血糖状态会促使身体分泌应激激素（如皮质醇）以提高血糖，从而导致失眠或多次醒来。

此时，可以通过调整饮食，增加膳食纤维和健康脂肪的摄入，避免高糖食物的过量摄入，以稳定血糖水平。确保每餐的碳水化合物、蛋白质和脂肪比例均衡，也有助于改善这一问题。

皮肤干燥、暗沉

皮肤是反映身体健康状况的重要器官之一。如果皮肤出现干燥、粗糙或暗沉等问题，可能与身体内部的脂肪酸缺乏、脱水或代谢异常有关。健康脂肪（如ω-3脂肪酸）对皮肤的保湿和弹性

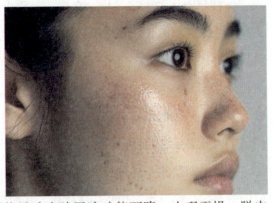

至关重要，而缺乏这些脂肪可能导致皮肤屏障功能下降，出现干燥、脱皮等现象。

同时，身体如果长时间处于缺水状态，也会影响皮肤的外观。此时，需要通过增加食用含ω-3脂肪酸的食物（如鱼类、坚果、亚麻籽）和确保充足的水分摄入来帮助修复皮肤的屏障功能，保持其光泽和弹性。

代谢健康并非单纯的"计算热量"的数字游戏，而是"滋养细胞"的

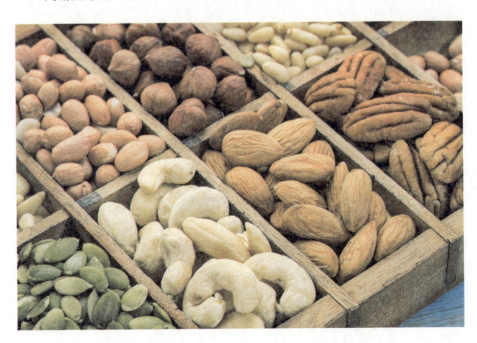

生命艺术。当我们将每一口食物视为对身体修复和重建的燃料时，代谢就成了一种精密且动态的过程。在这一过程中，食物不仅仅是能量的来源，更是维持细胞功能、修复组织和激活代谢网络的重要工具。

维持代谢健康的关键在于，合理摄取多样化的营养物质，包括优质的蛋白质、健康的脂肪、复合碳水化合物以及各种微量元素和维生素。此外，日常生活中的规律作息、适量运动和心理平衡同样重要，它们帮助我们维持内分泌系统的稳定，保证身体在面对压力时的恢复能力。

通过定期监测身体的变化并进行动态调整，我们可以为身体提供恰到好处的支撑，帮助代谢功能持续优化，从而保持长期的活力和代谢平衡。

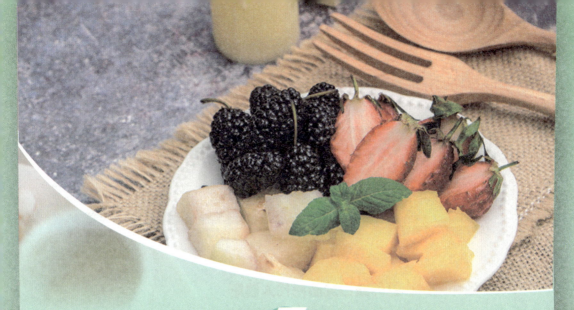

第 **7** 章

特殊人群的轻断食陷阱与改良方案

　　轻断食虽有一定的健康价值，但并非人人适用。孕妇、青少年、老年人及慢性病患者等群体，因生理状态特殊，盲目尝试轻断食可能引发严重后果。本章将揭示轻断食对这些人群的潜在风险，并提供安全可行的改良方案。

7.1 孕妇、哺乳期女性：为何必须远离轻断食？

致命陷阱：营养缺口威胁两代人健康

李女士孕早期听信"轻断食控制体重"言论，每日仅吃两顿饭且不吃主食。孕16周检查发现胎儿发育迟缓，血红蛋白仅89g/L（正常＞110g/L），确诊妊娠贫血。

科学真相：

（1）胎儿掠夺效应：当母体营养不足时，胎儿会优先夺取营养，导致孕妇发生骨质疏松、贫血。

（2）胎盘功能受损：蛋白质摄入不足（＜60克/天）会减少胎盘血流，影响胎儿氧气和营养供给。

（3）哺乳期危机：母乳中每100毫升含70千卡热量，轻断食可能会导致乳汁量减少40%，且缺乏必需脂肪酸。

改良方案：安全营养管理法

孕期饮食原则——三增三减：增叶酸（每天400微克绿叶菜）、增铁（每周2次猪肝）、增钙（每天500毫升牛奶）；减精制糖（预防妊娠糖尿病）、减油炸食品（防胆汁淤积）、减咖啡因（＜200毫克/天）。

分餐技巧：每日5~6餐，早餐必吃鸡蛋+杂粮粥，睡前2小时喝无糖酸奶防抽筋。

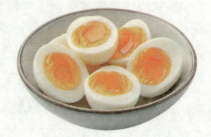

哺乳期加餐食谱

鲫鱼豆腐汤

食材：

鲫鱼1条（约500克），嫩豆腐1块（约200克），生姜4~5片，葱段适量，料酒2汤匙，盐适量，食用油适量，枸杞少许。

准备：

鲫鱼处理干净，在鱼身上划几刀，用厨房纸巾擦干水分，防止煎鱼时溅油；豆腐切成小块，放入加了盐的开水中焯烫2~3分钟，去除豆腥味，捞出沥干。

制作：

热锅凉油，放入姜片、鲫鱼，小火慢煎，待一面煎至金黄轻轻翻面，同样煎至金黄后，倒入料酒去腥增香，加入足量开水（水要没过鱼身）。接着放入葱段，大火烧开转中火煮15分钟左右，此时鱼汤已呈奶白色，放入豆腐块，继续煮10分钟，让豆腐充分吸收鱼汤的鲜味。最后加入枸杞，煮2~3分钟，调入适量盐即可关火。

鱼汤能帮助孕妇和哺乳期女性补气血，又有助于哺乳期女性乳汁的分泌，是一道非常滋补的汤品。

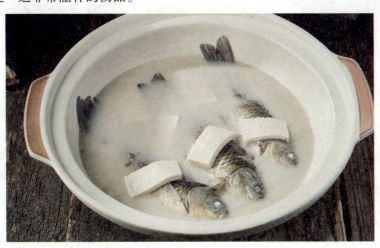

红枣花生乌鸡汤

食材：

乌鸡1只（约1000克），红枣10颗，花生50克，枸杞20粒，生姜，葱段适量，料酒2汤匙，盐适量。

准备：

乌鸡切块、焯水，去除腥味。

制作：

锅中加入食用油，放入姜片、葱段煸炒出香味；放入处理好的乌鸡块，小火慢炒，直至乌鸡块表面微微金黄，沿锅边倒入料酒，加入足量的开水，水量要没过乌鸡块，大火烧开后转小火，盖上锅盖，慢炖1小时；放入泡好的红枣、花生，继续炖煮30分钟，至花生软烂、红枣饱满；放入枸杞，加入适量盐调味，搅拌均匀，再炖煮5分钟，让枸杞的营养溶入汤中。

孕妇饮用此汤，既能滋补气血，缓解孕期疲劳、头晕等不适症状，又能促进胎儿健康发育，温暖身心。此汤是孕期极佳的营养汤品。

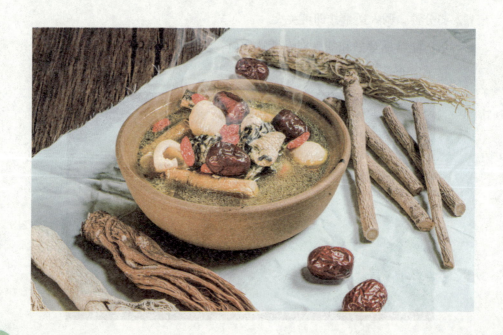

7.2　青少年与老年人：调整断食时长的科学依据

青少年：生长发育期的特殊需求

典型陷阱：

> 15岁高中生小王模仿网红"16∶8轻断食"，每日跳过早餐，导致上课注意力不集中、体测成绩下降，骨密度低于同龄人10%。

关键风险：

（1）脑发育受损：青少年大脑每天需消耗全天能量的20%，断食会导致葡萄糖供给不足，身体缺失能量。

（2）骨骼钙流失：早餐缺失会导致钙摄入减少50%，影响身高增长。

（3）激素紊乱：过度断食可能导致女孩初潮延迟、男孩睾酮分泌不足。

改良方案：

时间调整，仅限周末尝试12小时轻断食（如晚7点至早7点），不可跳过早餐。

营养强化：

早餐必备：牛奶200毫升+全麦面包+鸡蛋。

课间加餐：核桃3颗+香蕉1根，补脑供能。

晚餐增补：清蒸鲈鱼。

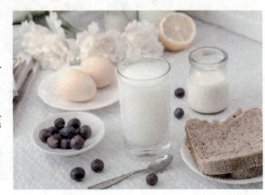

清蒸鲈鱼

食材：

鲈鱼1条（约600克），生姜1块，大葱1根，蒸鱼豉油3汤匙，料酒1汤匙，盐适量，食用油适量，红椒丝少许（装饰用）。

准备：

生姜切丝，大葱切丝，铺在盘底；将鱼放入盘中，鱼身上抹一层盐和料酒，腌制15分钟左右。

制作：

蒸锅中加水烧开，放入腌制好的鲈鱼，大火蒸10~12分钟，关火后焖2~3分钟；取出蒸好的鱼，倒掉盘中的汤汁、葱姜丝；重新铺上新鲜的葱姜丝、红椒丝，淋上蒸鱼豉油；锅中烧热食用油，待油微微冒烟，将热油浇在鱼身上激发出香味。

鲈鱼富含优质蛋白质和丰富的钙、磷等矿物质，清蒸的做法最大程度保留了鱼肉的营养，对青少年骨骼生长发育极为有益。

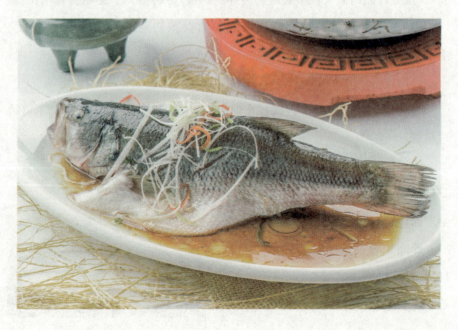

老年人：代谢减缓期的智慧选择

危险案例：

> 68岁张大爷为了降血糖，每日仅吃两顿粗粮，结果因低血糖晕倒，送医发现肌肉量减少了3千克。

风险剖析：

（1）肌肉流失加速：老年人每年自然流失肌肉1%～2%，断食会加剧此过程。

（2）消化功能衰退：长时间空腹易引发胆汁淤积、胃酸反流。

（3）营养不良：老年人牙齿不好、食欲下降，盲目断食可能诱发肌少症。

改良方案：

缩短空腹时间，采用"10小时进食法"（如早7点至晚5点），避免夜间长时间饥饿。

优化食物质地：

肉类选择：用肉糜、鱼丸替代大块肉。

蔬菜处理：叶菜切碎，根茎类蒸软。

早餐：燕麦南瓜粥

食材：

燕麦片50克，南瓜200克，大米30克，红枣6颗，冰糖适量。

准备：

南瓜去皮去瓤，切成小块；红枣去核，洗净；大米淘洗干净，用清水浸泡30分钟，燕麦片稍作冲洗。

制作：

锅中加入适量清水，放入浸泡好

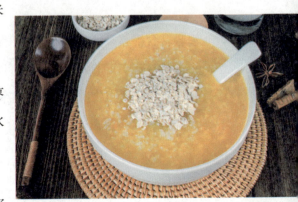

的大米，大火烧开后转小火煮15分钟。接着放入南瓜块，继续煮至南瓜软烂，大米开花，倒入燕麦片，搅拌均匀，煮5～8分钟，期间不断搅拌，防止燕麦粘锅，待燕麦片煮至浓稠，根据个人口味加入适量冰糖，煮至冰糖融化即可。

燕麦南瓜粥富含膳食纤维、多种维生素以及矿物质，易于消化吸收，既能让老年人有饱腹感，又有助于调节肠胃功能。

午餐：枸杞白玉菇海带鱼丸汤

食材：

鱼丸200克（220千卡），白玉菇100克（22千卡），海带结50克（12千卡），枸杞10克（28千卡），生姜3片（2千卡），料酒1汤匙（10千卡），盐适量，清水600毫升。

准备：

海带提前泡发，洗净后切成适口大小；白玉菇去根部，清洗干净，沥干水分；枸杞清洗后泡水5分钟备用。

制作：

锅中加水烧开，放入姜片和料酒，加入鱼丸，煮5分钟去腥；加入海带结和白玉菇，继续炖煮10分钟，让汤汁入味；最后加入枸杞和适量盐，小火炖3分钟，关火后稍微焖一下，即可食用。

营养解析：

海带富含褐藻多糖和碘，有助于促进代谢，支持甲状腺功能。

白玉菇含有丰富的β-葡聚糖，可以增强免疫力，保护肠道健康。

枸杞富含多酚类物质，有助于抗氧化和保护视力。

鱼丸提供优质蛋白质，易消化，适合各类人群，尤其是消化能力较弱的人群。

下午茶：

山药红枣糕（补脾胃防便秘）。

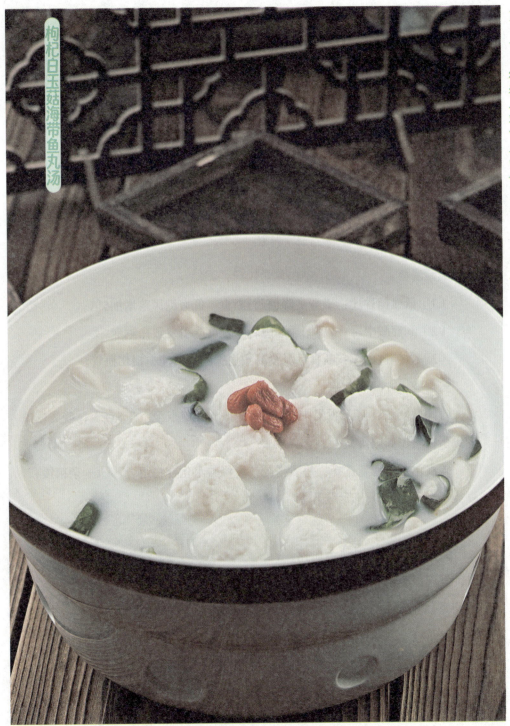

枸杞白玉菇海带鱼丸汤

7.3 慢性病患者的替代方案

糖尿病患者：控糖 ≠ 盲目断食

真实教训：

> 糖尿病患者刘阿姨进行"过午不食"轻断食，某天下午突发冷汗、手抖，测血糖2.8mmol/L，紧急送医抢救。

风险解析：

（1）低血糖昏迷：磺脲类降糖药+断食，低血糖风险增加5倍。

（2）酮症酸中毒：1型糖尿病患者断食可能引发致命酮症。

（3）血糖过山车：断食后暴食易致血糖剧烈波动，损伤血管。

安全替代方案：

时间微调法：将三餐集中在10小时内（如早7点至下午5点），晚餐吃少量蛋白质（如鸡蛋羹）。

碳水化合物智慧选择：每餐搭配"缓释碳水化合物组合"——杂粮饭+豆类（如红豆饭），延缓升糖速度。

监测升级：使用动态血糖仪，发现血糖<4.5mmol/L时立即补充15克碳水化合物（如半片全麦面包）。

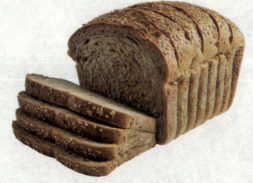

甲状腺功能减退（甲减）：代谢率低下者的生存指南

常见误区：

> 甲减患者李女士尝试轻断食减肥，结果疲劳加重、面部浮肿，检查发现TSH（促甲状腺激素）升高至15mIU/L（正常0.27~4.2mIU/L）。

科学机制：

（1）代谢率雪上加霜：甲减患者基础代谢率本就比正常人低10%~20%，断食进一步抑制了代谢。

（2）硒元素缺乏：甲状腺激素合成需要硒，断食导致坚果、海鲜等富含硒的食物摄入不足。

（3）水钠潴留加重：低蛋白质饮食造成组织间隙积液，引发"虚胖"。

改良饮食策略：

热量底线：每日摄入不低于1200千卡。

关键营养素：

硒：每天2颗巴西坚果（或每周3次海鱼）。

碘：选用加碘盐，每周吃1次海带。

优质蛋白：鸡蛋、豆腐、去皮鸡肉，每餐必有1种。

消水肿食谱：

冬瓜汤：冬瓜200克，利水不伤正气。

茯苓枸杞银耳羹：红豆50克+茯苓块10克+半朵银耳，健脾祛湿。

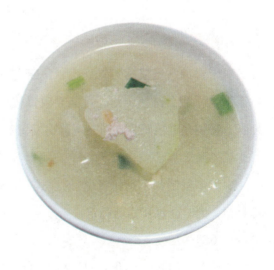

高血压患者：限盐比断食更重要

改良重点：

警惕隐性饥饿：避免空腹时间过长引发应激性血压升高，采用"三餐两点"制（上午10点、下午4点加餐）。

高钾低钠饮食：用低钠盐（含氯化钾）替代普通盐。

多吃高钾菜：口蘑炒青菜、紫菜蛋花汤。

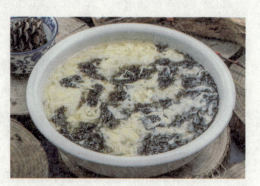

限时进食改良：仅在晚餐控制热量（减至平时的70%），早餐、午餐正常吃保证营养摄入。

7.4　其他特殊人群注意事项

胃病患者：饥饿与饱胀的平衡术

对于胃炎、胃溃疡等胃病患者，断食可能加重胃黏膜的损伤。在空腹状态下，胃酸会持续分泌，可能导致胃酸对溃疡创面的腐蚀，进一步加重症状。特别是饥饿感强烈时，可能引发胃部不适、烧心甚至胃出血。

改良建议：

少量多餐制，采用每日6餐的模式，每餐食物量不超过200克，减少胃部负担，同时能保持血糖稳定。

食物选择：

急性期：以容易消化且对胃较温和的食物为主，如山药小米粥、嫩豆

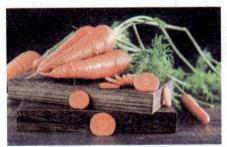

腐羹，这些食物富含黏液，可以在胃壁形成保护膜，缓解胃酸对溃疡部位的刺激。

缓解期：可逐渐引入蒸鱼片、煮软的胡萝卜等食物，这些食物含有丰富的蛋白质和纤维，有助于胃部恢复，但又不刺激胃酸分泌。

绝对禁忌： 避免食用辣椒、咖啡和空腹吃酸性果蔬（如柑橘、番茄），这些食物会加剧胃酸分泌，导致胃部不适。

抑郁症患者：别让饥饿摧毁情绪

抑郁症患者的情绪波动往往与血糖水平的波动密切相关，断食可能导致血糖过低，引发情绪低落和焦虑。5-羟色胺（也称为"快乐激素"）的合成需要充足的碳水化合物，特别是色氨酸（色氨酸是5-羟色胺的前体）。不规律的饮食和过度的饥饿可能扰乱大脑神经递质的正常功能，进而加剧抑郁症状。

饮食策略：

为确保情绪的稳定，抑郁症患者可以遵循以下"快乐营养素套餐"，这些食物不仅有助于调节情绪，还能维持身体所需的能量和营养。

早餐：

香蕉+全麦面包。香蕉富含色氨酸，有助于5-羟色胺合成，全麦面包则为大脑提供持续的葡萄糖支持。

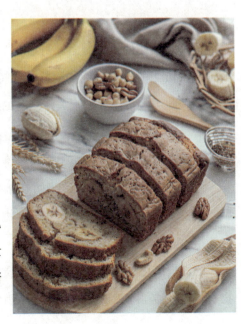

午餐:

三文鱼+菠菜。三文鱼富含ω-3脂肪酸，有助于改善脑功能并有抗炎作用；菠菜中的叶酸也有助于神经系统的健康。

下午茶:

黑巧克力（70%可可）+杏仁。黑巧克力含有抗氧化物质，可以刺激大脑释放多巴胺，杏仁富含镁，能帮助减少焦虑并改善情绪。

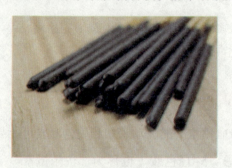 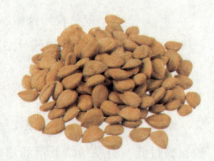

严格避免: 连续超过4小时不进食。长期处于空腹状态会影响血糖稳定，容易导致情绪波动、疲劳和焦虑。

肝脏疾病患者: 保护肝脏，调节脂肪代谢

肝脏是代谢的重要器官，肝脏疾病患者的代谢功能常受到损害。过度断食或不恰当的饮食可能加剧肝脏负担，导致脂肪肝、肝炎或肝功能衰竭等病症。此类人群需要特别关注脂肪的摄入和肝脏的保护。

改良建议:

低脂饮食：过多的脂肪，尤其是饱和脂肪，会增加肝脏负担，导致脂肪在肝脏积聚。推荐采用低脂饮食，减少油腻食物和红肉的摄入。

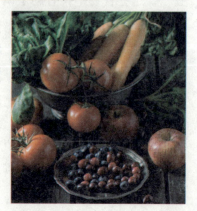

增加抗氧化食物：富含抗氧化物质的食物有助于保护肝脏细胞免受损伤。例如，

富含维生素C、维生素E的食物（如橙子、蓝莓、坚果）可以帮助减轻肝脏炎症。

食物选择：

高纤维食物：绿叶蔬菜、全谷物、豆类等，有助于肝脏排毒。

优质蛋白质：以鱼类、鸡胸肉、豆腐为主，避免摄入过多红肉。

抗氧化食品：西红柿、胡萝卜、浆果类等。

> **禁忌：** 避免饮酒，避免摄入过多的油脂和加工食品，尽量避免油炸食物和高糖饮品，以免肝脏进一步受损。

更年期女性：维持激素平衡与骨骼健康

更年期女性由于体内雌激素水平骤降，容易出现骨质疏松、心血管疾病、体重增加等问题。断食或饮食不当可能加剧这些问题，导致激素水平失衡，影响新陈代谢，甚至加重情绪波动。

改良建议：

激素平衡：更年期女性应通过摄入富含植物雌激素的食物（如大豆及其制品、亚麻籽、红枸杞等）来帮助平衡激素。大豆异黄酮有助于缓解更年期症状，如潮热、情绪波动等。

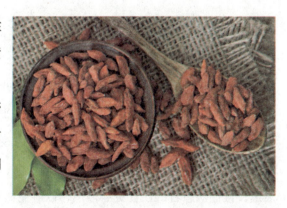

骨骼健康：更年期后，骨质流失加速，钙和维生素D的补充尤为重要。可以选择富含钙的食物（如奶制品、绿叶蔬菜、坚果）和阳光下晒干的食物（如鱼肝油、干蘑菇等）来增加维生素D的摄入。

心血管保护：增加ω-3脂肪酸的摄入有助于降低血脂，保护心血管健康。富含ω-3的食物包括深海鱼、坚果、亚麻籽等。

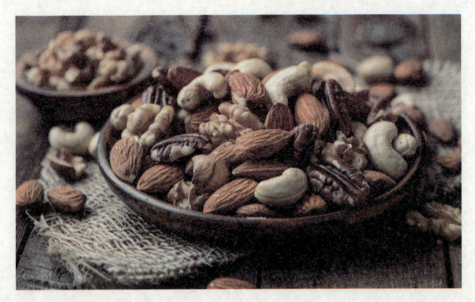

食物选择：

植物雌激素：大豆、亚麻籽、红枸杞、芝麻。

钙与维生素D：乳制品、绿叶蔬菜、坚果、鲑鱼。

心脏健康食物：深海鱼、坚果、橄榄油。

禁忌：尽量避免高糖、高脂肪和加工食品，过多的糖分可能导致体重增加和血糖波动，增加心血管疾病风险。

特殊人群的饮食管理充满挑战，它要求我们根据不同的健康需求制订精确的计划。例如，孕妇的营养需求不仅关乎母体，还直接影响到胎儿的健康；营养对成长阶段的青少年有着不可忽视的影响，营养不良可能导致发育问题；老年人则需特别关注营养的平衡，避免因不当饮食导致的健康衰退；慢性病患者的饮食更需谨慎，以避免加重病情。

真正的健康方案应当侧重"安全"而非"速效"，并注重"个体化"而非"盲目跟风"。每个人的身体状况、需求和反应不同，在开始任何新的饮食或治疗方法之前，最安全的选择始终是咨询专业医生或营养师的意见，确保饮食方案适合自身的健康状况，最大程度地降低风险。

附录

常见问题解答

1.断食期头晕怎么办?

答:头晕可能是由血糖波动或脱水引起的。要确保饮水充足,并适当增加盐分摄入。如果症状没有缓解,请适当减少断食时间或调整食物种类。

2.外食如何选择?

答:选择低糖、低脂的食物,如沙拉、白切鸡、蒸鱼等。避免高糖饮料和油炸食品,尽量要求少油、少盐。

3.断食期间能喝咖啡吗?

答:可以喝黑咖啡,但不加糖或奶精。咖啡有助于提高代谢,但要避免过量,否则会影响睡眠或加剧胃部不适。

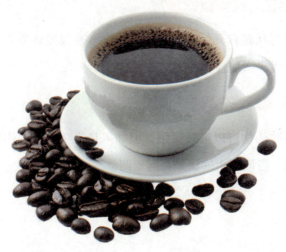

4.断食期饿得受不了怎么办？

答：试着喝一些无热量的饮品，如水、茶或黑咖啡，还可以吃一些低热量蔬菜，避免高糖高脂食物。

5.断食期间如何补充营养？

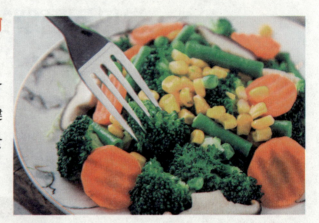

答：确保选择富含纤维、优质蛋白质和健康脂肪的食物。在进食期间，重点选择蔬菜、坚果、鸡肉、鱼类等。

6.断食日能喝果汁吗？

答：避免饮用含糖果汁。含糖果汁会引发血糖波动，不利于断食效果。可选择不加糖的柠檬水或草本茶。

7.断食期如何保持精神集中？

答：首先保证充足的水分和优质蛋白质的摄入，并可选择适量摄入绿茶或咖啡，避免过度饥饿影响专注力。

8.断食后该如何恢复饮食？

答：恢复时从轻食开始，避免暴饮暴食。建议以流质食物、蒸蔬菜、鸡胸肉为主，逐步增加食物种类。

9.断食期间能吃药吗？

答：大多数药物可以继续服用，但如果是需要随餐服用的药物，最好在进食后服用。咨询医生确认是否需要调整。

10.如何避免断食时肌肉的流失?

答:确保进食期间摄入足够的优质蛋白质,并结合适量力量训练以维持肌肉量。

11.断食期间能运动吗?

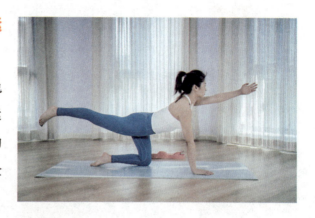

答:可以,但要避免高强度运动。轻度有氧运动(如散步、瑜伽)有助于增强代谢,避免在完全空腹时做剧烈运动。

12.断食期间口腔干燥怎么办?

答:经常喝水,避免口渴。可以喝一些不含糖的茶或清水,适量使用漱口水帮助保持口腔湿润。

13.断食期间能吃零食吗?

答:尽量避免零食,尤其是高糖和高脂肪的零食。如果非常饿,可选择低热量、富含纤维的蔬菜或坚果(适量)。

14.断食期间有没有不适应的表现?

答:可能会有头痛、疲劳、易怒等症状。这些通常是身体适应过程中的正常反应。如果症状持续或严重,应考虑调整断食计划。

15.断食期间可以喝运动饮料吗?

答:不建议喝含糖的运动饮料。它们含有大量糖分,会打乱断食计划,影响效果。可以选择不含糖的电解质水以帮助身体补充流失的矿物质。

适合轻断食的食材列表

1.蔬菜类

菠菜、羽衣甘蓝、莴苣、西蓝花、花椰菜、紫甘蓝、洋葱、蒜苗、葱、四季豆、菜花、绿豆芽、南瓜、冬瓜、芹菜、甜椒、茄子、番茄等。

2.水果类

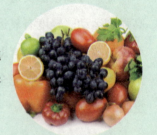

木瓜、草莓、橙子、桃子、李子、樱桃、火龙果、蓝莓、柠檬、哈密瓜、葡萄、黑莓、苹果、杏子、香蕉（适量）等。

3.蛋白质类

白鱼（如鳕鱼、鲈鱼、比目鱼）、沙丁鱼、鳗鱼、牛肉（瘦肉部分）、鸡胸肉、火鸡肉、低脂乳制品（如低脂牛奶、低脂酸奶）、豆腐、豆干、天贝、牛油果、坚果（提供部分植物蛋白）等。

4.健康脂肪类

亚麻籽油、橄榄油、牛油果、椰子油、坚果（如杏仁、巴西坚果、胡桃、开心果、腰果）、种子（如奇亚籽、南瓜籽、葵花籽、亚麻籽）、牛油果油、胡麻油等。

5.低GI碳水化合物类

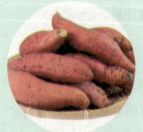

红薯、紫薯、地瓜、黑米、藜麦、燕麦、甜菜根、胡萝卜、全麦面包、全麦意面、扁豆、黑豆、白豆、鹰嘴豆、绿豆、绿色蔬菜（如菜心、苋菜等）。

6.乳制品

低脂或无糖希腊酸奶、低脂牛奶、奶酪（适量）、酸奶饮品（无糖、低脂）等。

7.饮品类

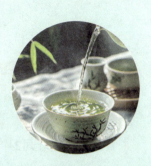

水、矿泉水、泡水（柠檬、薄荷、黄瓜水）、无糖豆浆、绿茶、红茶（无糖）、黑茶、黑咖啡、无糖咖啡、无糖草本茶（如菊花茶、薄荷茶）、氨基酸饮料（无糖、低热量）等。

8.香料与调味品

姜黄、黑胡椒、辣椒粉、大蒜、洋葱粉、胡椒粉、迷迭香、百里香、香菜、海盐、岩盐、海藻粉、红酒醋、苹果醋、柠檬汁、低钠酱油、芝麻油、橄榄油等。

9.坚果类

杏仁、核桃、巴西坚果、腰果、开心果、胡桃、榛子、松子等。

10.其他

魔芋、昆布、海带、蒸发椰子水、椰奶（无糖）、枸杞、枸杞叶、黄豆、红豆、黑豆、白豆、绿豆芽等。

这些食材不仅富含营养，而且热量低，适合轻断食期间食用，可以帮助增强饱腹感，补充身体所需的维生素、矿物质、优质脂肪和蛋白质。在选择食材时，尽量选择天然未加工或低加工的食材，避免高糖和高脂肪的食物，以保证轻断食的效果。

轻断食食谱列举

一、适合上班族的食谱

全麦三明治配鸡胸肉与蔬菜

食材：全麦吐司2片（140千卡），鸡胸肉100克（110千卡），番茄片2片（10千卡），生菜叶2片（5千卡），橄榄油1茶匙（40千卡），少许盐和胡椒调味。

步骤：将鸡胸肉煮熟或烤制，吐司烤热后，放入鸡胸肉、生菜和番茄片，最后加入橄榄油、盐和胡椒调味。

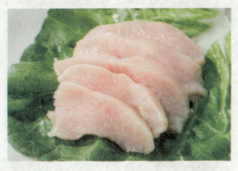

营养提示：低热量高蛋白质，帮助保持饱腹感并稳定血糖。

牛油果沙拉碗

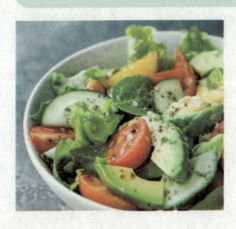

食材：牛油果半个（120千卡），生菜50克（10千卡），小番茄5个（20千卡），黄瓜1根（20千卡），橄榄油1茶匙（40千卡），柠檬汁适量，盐和胡椒调味。

步骤：将牛油果切块，番茄和黄瓜切片，与生菜一起放入碗中，加入橄榄油、柠檬汁、盐和胡椒，搅拌均匀即可。

营养提示：富含健康脂肪和维生素，适合作为轻断食日的营养补给。

蛋白质满满的希腊酸奶坚果碗

食材：希腊酸奶150克（100千卡），混合坚果30克（180千卡），蓝莓50克（30千卡），奇亚籽1茶匙（20千卡）。

步骤：将希腊酸奶倒入碗中，加入蓝莓、坚果和奇亚籽，混合均匀即可。

营养提示：富含高蛋白质、抗氧化物质，适合作为高饱腹感的早餐或午餐。

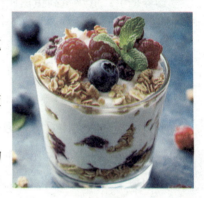

魔芋面蔬菜汤

食材：魔芋面1包（20千卡），胡萝卜50克（20千卡），西蓝花50克（15千卡），洋葱1/4个（10千卡），低钠鸡汤200毫升（50千卡），盐和胡椒调味。

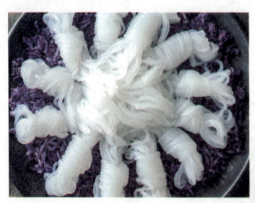

步骤：将魔芋面煮熟，胡萝卜、西蓝花和洋葱切块，放入鸡汤中煮熟，最后加入魔芋面，盐和胡椒调味即可。

营养提示：低热量、高纤维，帮助保持饱腹感，适合在断食日补充水分和纤维。

鸡蛋白蔬菜炒饭

食材：鸡蛋白3个（50千卡），煮熟的藜麦100克（120千卡），胡萝卜50克（20千卡），青椒50克（15千卡），橄榄油1茶匙（40千卡），酱油1

茶匙（10千卡），姜蒜适量。

步骤：鸡蛋白炒熟后备用，胡萝卜和青椒切丁与煮熟的藜麦一起炒，加少量酱油和橄榄油调味，最后加入炒熟的蛋白搅拌均匀。

营养提示：低热量高蛋白质，藜麦和蔬菜提供丰富的纤维和维生素。

轻食便当：烤鸡胸肉+蔬菜

食材：鸡胸肉100克（110千卡），西蓝花100克（30千卡），胡萝卜1根（30千卡），橄榄油1茶匙（40千卡），香草和胡椒粉适量。

步骤：将鸡胸肉用香草、橄榄油和胡椒粉调味，烤制10~15分钟；西蓝花、胡萝卜蒸熟或烤制，最后和鸡胸肉一起搭配即可。

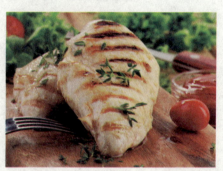

营养提示：高蛋白质、低脂肪，富含维生素C和抗氧化物质，适合作为上班族的轻食午餐。

生鱼片+紫甘蓝沙拉

食材：三文鱼刺身150克（240千卡），紫甘蓝100克（28千卡），苹果醋20毫升（6千卡），蜂蜜5克（15千卡）。

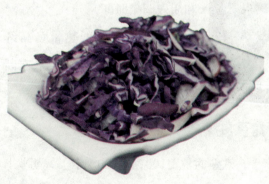

步骤：紫甘蓝切丝，用苹果醋和蜂蜜腌制30分钟，三文鱼切片与紫甘蓝混合即可。

营养提示：食材中富含ω-3脂肪酸，有助于改善心脏健康和抗炎。

蔬菜豆腐汤

食材： 嫩豆腐100克（80千卡），胡萝卜50克（20千卡），蘑菇50克（15千卡），洋葱1/4个（10千卡），低钠蔬菜高汤200毫升（50千卡），盐和胡椒调味。

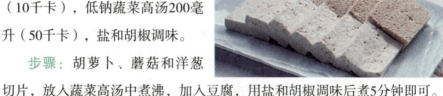

步骤： 胡萝卜、蘑菇和洋葱切片，放入蔬菜高汤中煮沸，加入豆腐，用盐和胡椒调味后煮5分钟即可。

营养提示： 低热量、高蛋白质，含丰富的植物蛋白和抗氧化物质，有助于修复和滋养细胞。

二、适合老年人的食谱

燕麦南瓜粥

食材： 燕麦片50克、南瓜200克、大米30克、红枣5～6颗、冰糖适量。

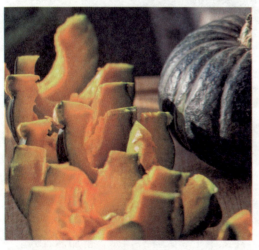

步骤： 大米浸泡30分钟，南瓜去皮切块，红枣去核。锅中加入适量清水，放入大米，大火烧开后转小火煮15分钟。加入南瓜块和红枣，继续煮至南瓜软烂，米粒开花。加入燕麦片搅拌均匀，煮5～8分钟至粥浓稠。根据个人口味加入冰糖，煮至融化即可。

营养提示： 燕麦富含膳食纤维，有助于肠胃健康。南瓜含有丰富的维生素A，支持免疫系统。红枣补气养血，增强体力。

清蒸鲈鱼

食材：鲈鱼1条（约600克）、生姜1块、大葱1根、蒸鱼豉油3汤匙、料酒1汤匙、食用油少许、盐适量、红椒丝少许（装饰用）。

步骤：生姜切丝，大葱切段，铺在盘底，将鱼放入盘中，鱼身抹盐和料酒，腌制15分钟。蒸锅中加水烧开，放入腌制好的鲈鱼，大火蒸10～12分钟。取出蒸好的鱼，倒掉汤汁，重新铺上葱姜丝、红椒丝，淋上蒸鱼豉油。锅中加热食用油，将热油浇在鱼身上激发香味。

营养提示：鲈鱼富含高质量蛋白质和钙、磷等矿物质，促进骨骼健康。这道菜低脂高蛋白质，可以帮助维持健康体重。

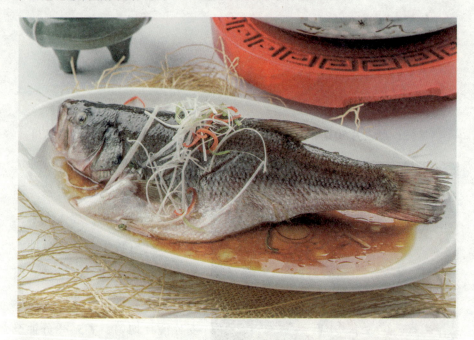

番茄烩鱼丸

食材：鱼丸200克、番茄3个、洋葱半个、大蒜3～4瓣、番茄酱2汤匙、盐适量、白糖1汤匙、生抽1汤匙、食用油适量。

步骤：番茄烫去皮后切块，洋葱切丝，大蒜切末。鱼丸解冻并冲洗备用。热锅凉油，爆香蒜末和姜末，加入洋葱炒软，加入番茄翻炒出汁。加入番茄酱翻炒均匀，加入水，煮开后加入鱼丸，转中火煮8～10分钟。加盐、白糖、生抽调味，煮至浓稠，撒葱花后出锅。

营养提示： 鱼丸提供优质蛋白质，帮助保持肌肉量。番茄富含番茄红素和维生素C，增强免疫力。

红烧豆腐

食材： 老豆腐1块（约300克）、生抽2汤匙、红椒1个、香葱1根、大蒜2瓣、食用油适量。

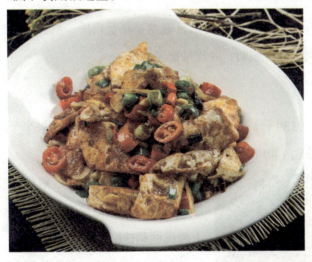

步骤： 豆腐切块，红椒和香葱切段，蒜切末。热锅凉油，加入蒜末炒香，加入豆腐煎至两面金黄。加入生抽和适量的水，烧开后转小火焖煮5分钟。加入红椒和葱段翻炒均匀，继续焖煮3分钟，收汁后装盘。

营养提示： 豆腐富含植物蛋白和钙，有助于骨骼和肌肉健康。低脂、易消化，适合老年人食用。

紫菜蛋花汤

食材：紫菜5克、鸡蛋2个、姜3片、葱花少许、盐适量。

步骤：锅中加水，放入姜片煮沸，加入紫菜。打散鸡蛋，慢慢倒入锅中搅拌成蛋花。加盐调味，撒上葱花后出锅。

营养提示：紫菜富含矿物质和维生素，对增强免疫力有益。鸡蛋提供优质蛋白质，帮助保持肌肉

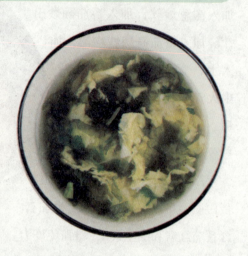

量。这些食谱设计考虑了老年人的消化功能、骨骼健康及体力需求，确保营养均衡且易于吸收。

三、适合成年男性的食谱

以下是一些适合成年男性的轻断食食谱，重点是高蛋白质、低热量、营养丰富，帮助保持肌肉、减少脂肪，并提高能量水平。

三文鱼沙拉

食材：三文鱼100克（139千卡），菠菜100克（23千卡），牛油果半个（120千卡），橄榄油1茶匙（40千卡），柠檬汁适量。

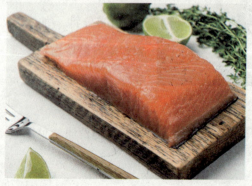

步骤：将三文鱼烤或煎熟，加入新鲜菠菜、切片牛油果，淋上橄榄油和柠檬汁。

营养提示：三文鱼沙拉富含ω-3脂肪酸、维生素E和健康脂肪，适合帮助恢复和维持代谢。

牛肉炒蔬菜

食材：瘦牛肉100克（113千卡），青椒50克（15千卡），洋葱50克（20千卡），橄榄油1茶匙（40千卡），酱油1茶匙（10千卡）。

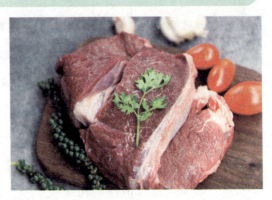

步骤：牛肉切条，用酱油和橄榄油翻炒，加入切好的青椒、洋葱一起炒至熟透。

营养提示：富含优质蛋白质、铁和B族维生素，有助于增强体力、保持能量。

烤鸡腿配藜麦

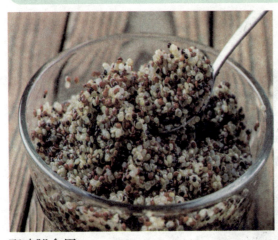

食材：鸡腿1只，200克（250千卡），煮熟藜麦100克（120千卡），西蓝花100克（30千卡），橄榄油1茶匙（40千卡），香料适量。

步骤：鸡腿用香料和橄榄油调味，烤30分钟；藜麦蒸熟，西蓝花蒸10分钟，搭配鸡腿食用。

营养提示：此食谱富含高蛋白质、低碳水化合物和抗氧化物质，有助于持续提供能量并支持代谢。

土豆沙拉配鸡蛋

食材：煮熟土豆100克（80千卡），煮熟鸡蛋2个（140千卡），生菜50克（6千卡），橄榄油1茶匙（40千卡），盐和胡椒调味。

步骤：将煮熟的土豆和鸡蛋切块，搭配生菜，淋上橄榄油，用盐和胡椒调味，搅拌均匀。

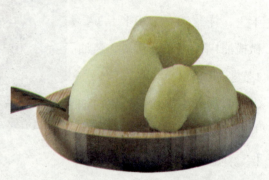

营养提示：富含蛋白质和膳食纤维，有助于增加饱腹感并稳定血糖。

鹰嘴豆西红柿炖菜

食材：鹰嘴豆50克（160千卡），西红柿2个（40千卡），洋葱1/2个（20千卡），大蒜2瓣，橄榄油1茶匙（40千卡），香料调味（如孜然、辣椒粉）。

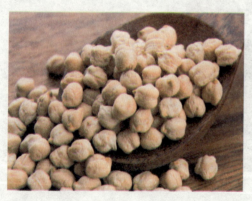

步骤：锅中加入橄榄油、加入洋葱和大蒜炒香，加入西红柿炒至软化，再加入鹰嘴豆和香料，煮15分钟即可。

营养提示：植物蛋白丰富，富含膳食纤维，有助于消化和维持长时间饱腹感。

鳕鱼蒸蔬菜

食材：鳕鱼150克（132千卡），西蓝花50克（15千卡），胡萝卜50克（20千卡），橄榄油1茶匙（40千卡），柠檬汁、香料适量。

步骤：鳕鱼用柠檬汁、橄榄油和香料调味，蒸10分钟；西蓝花和胡萝卜一起蒸熟，搭配食用。

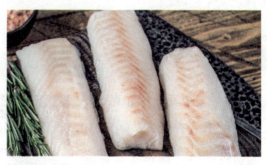

营养提示：这道食谱低脂高蛋白质，含有丰富的ω−3脂肪酸，帮助提高代谢和增强免疫力。

绿豆汤配鸡蛋

食材：绿豆50克（160千卡），鸡蛋1个（70千卡），姜片适量，枸杞适量。

步骤：绿豆与姜片煮沸，煮至绿豆软烂，加入枸杞，再打入鸡蛋搅拌，煮至鸡蛋熟透。

营养提示：食材富含植物蛋白、膳食纤维和抗氧化物质，帮助肠道排毒、促进消化。这些食谱适合成年男性，结合高蛋白质、健康脂肪和丰富的纤维，既能够提供充足的营养，又能帮助管理体重和促进代谢。

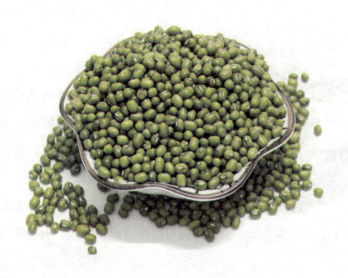

四、适合青少年的轻断食食谱

香蕉牛奶麦片碗

食材： 全麦麦片40克、牛奶200毫升、香蕉1根、坚果10克（如杏仁、核桃）、蓝莓数颗。

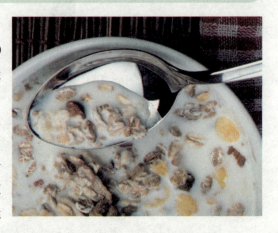

步骤： 将麦片倒入碗中，加入牛奶，微波加热或用温水浸泡至软化。将香蕉切片，放入麦片中。撒上蓝莓、坚果碎增加口感。

营养提示： 全麦麦片富含膳食纤维，帮助消化。香蕉提供能量，帮助集中精力。牛奶含有钙和蛋白质，促进骨骼发育。

鸡蛋三明治

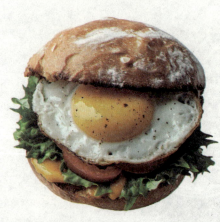

食材： 全麦面包2片，鸡蛋1个，生菜2片，番茄1个，酱料适量（如低脂蛋黄酱）。

步骤： 将鸡蛋煮熟或煎熟，切成片。面包片稍微烤热，放入鸡蛋片、生菜和番茄。可以涂抹适量酱料，合起来做成三明治。

营养提示： 鸡蛋富含高质量蛋白质，能够促进肌肉生长。全麦面包可以持续提供能量，有助于保持血糖稳定。

牛油果吐司

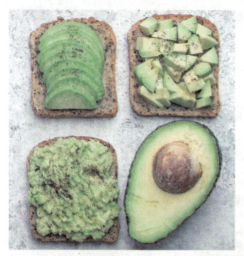

食材：全麦吐司1片、牛油果1个、橄榄油1茶匙、盐和胡椒适量。

步骤：将牛油果去皮去核，捣成泥。吐司烤至金黄，涂上牛油果泥，淋上橄榄油。根据口味加入少许盐和胡椒。

营养提示：牛油果富含健康脂肪，有助于心脏健康和皮肤状况。全麦吐司提供慢释碳水化合物，增加能量。

番茄鸡肉沙拉

食材：鸡胸肉100克、生菜1棵，番茄1个、黄瓜1根、橄榄油1汤匙、柠檬汁少许。

步骤：将鸡胸肉煮熟，撕成丝。番茄、生菜和黄瓜切片，放入大碗中。加入鸡胸肉，淋上橄榄油和柠檬汁，搅拌均匀。

营养提示：鸡胸肉富含蛋白质，可以促进细胞生长发育。番茄和黄瓜提供丰富的维生素和矿物质，促进机体健康。

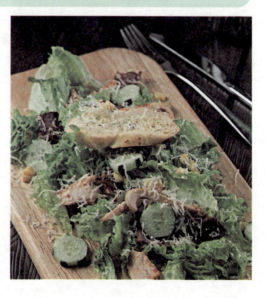

水果沙拉

食材：草莓6个、葡萄50克、甜橙1个、猕猴桃1个、生菜叶2片、蜂蜜1茶匙（可选）。

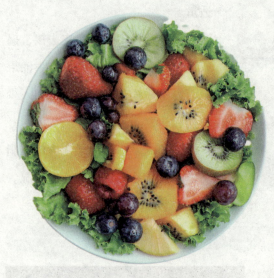

步骤：草莓、甜橙、猕猴桃切块，和葡萄、生菜混合在一起。如果喜欢甜味，可以淋上一点蜂蜜，搅拌均匀。

营养提示：水果富含天然糖分、维生素C，有助于增强免疫力和维持皮肤健康。苹果富含纤维，能够促进消化健康。这些食谱不仅满足了青少年的营养需求，还考虑到轻断食对生长发育的影响，帮助维持良好的身体状态。

后记

致所有在减肥道路上的朋友

当站在镜子前，为腰间多出的赘肉而暗自神伤；当翻出衣柜里心仪的衣服，却因身材走样而无法穿上；当在体检报告上看到超出正常范围的各项指标，内心涌起对健康的担忧……我知道，你们正行走在减肥这条充满挑战与希望的道路上。或许在这条路上，你们已经历过无数次内心的挣扎，甚至有过想要放弃的念头，但请相信，减肥并非是一场苦行，它也可以充满快乐。

减肥，从来都不只是对外在形象的简单雕琢，它更是一场对内在健康的深度守护。

健康是人生大厦的基石，没了它，一切皆成空中楼阁。拥有健康，才能活力满满地追逐梦想、拥抱生活，享受亲情的温暖、友情的陪伴；失去健康，就如同失去引擎的航船，在生活的海洋中随波逐流，再多的财富与成就也难寻幸福真味。

面对日益严峻的超重和肥胖问题，国家已经果断行动起来。十四届全国人大三次会议举行记者会，国家卫生健康委员会主任雷海潮表示，实施"体重管理年"3年行动，普及健康生活方式，加强慢性病防治。

雷海潮表示，当前危害中国老百姓健康的首个主要危险因素和疾病，来自慢性的非传染性疾病，而慢性非传染性疾病中的很多致病因素跟每个人的行为生活方式、饮食和体育锻炼都密切相关，比如体重异常的问题。

体重异常，容易导致高血压、糖尿病、心脑血管、脂肪肝，甚至一部分的癌症也和体重异常有一定的关联。做好自己的健康第一责任人是非常关键的。

2024年6月，国家卫生健康委员会等16个部门联合制定了《"体重管理年"活动实施方案》，提出力争通过三年左右时间，实现体重管理支持性环境广泛建立，全民体重管理意识和技能显著提升，健康生活方式更加普及，全民参与、人人受益的体重管理良好局面逐渐形成，部分人群体重异常状况得以改善。

2024年12月，国家卫生健康委员会制定《肥胖症诊疗指南（2024年版）》，旨在规范我国肥胖症临床诊疗，为患者提供个性化诊疗方案，并不断提高医疗机构肥胖症诊疗同质化水平，提升肥胖症治疗效果，改善长期预后。

科学体重管理，是一场需要智慧与耐心的持久战，绝非一蹴而就的闪电战。在这场战斗中，提高认知水平起着至关重要的作用，而快乐减肥的理念也贯穿其中。认知水平决定了我们对减肥方法的选择、对健康知识的理解以及对自我管理的坚持。只有不断提高认知水平，我们才能分辨出那些打着"快速减肥"旗号的虚假宣传，避免陷入减肥误区，从而在正确的道路上顺利前行；才能明白科学体重管理的核心在于建立健康的生活方式，让减肥成为一种可持续的、快乐的生活方式，而不是依赖极端的减肥手段；才能在面对减肥过程中的困难和挫折时，保持清醒的头脑，用乐观的心态去克服，坚定地朝着目标前进。

合理膳食是科学体重管理的关键。我们应当尽量选择全谷物、蔬菜、禽肉、鱼肉和瘦肉等低脂肪、高蛋白、高纤维的食物。远离高糖、高脂的诱惑，不是要我们放弃享受美食，而是引导我们去发现更健康、更美味的食材和烹饪方式。

控制总热量摄入，确保每日能量摄入少于消耗，但差距不宜过大，以免损害健康。因为我们的身体就像一台精密的机器，需要各种营养物质的合理搭配才能正常运转，当我们学会倾听身体的声音，给予它恰当的营养时，身体会以更好的状态回馈我们。

规律运动是燃烧脂肪、塑造身材的利器，也是快乐减肥的重要源泉。每周至少150分钟的中等强度有氧运动，如快走、游泳，结合力量训练，能提升基础代谢率，让身体在静止时也能消耗更多热量。运动不仅能让我们拥有更好的身材，还能增强我们的心肺功能，提高身体的免疫力。更重要的是，在运动的过程中，人体内会分泌内啡肽，这种"快乐荷尔蒙"能让我们产生愉悦感和满足感。当我们迎着朝阳快走，感受着微风拂面，欣赏着沿途的风景；当我们在泳池中畅游，像鱼儿一样自由自在；当我们在健身房里进行力量训练，看着自己的身体逐渐变得强壮有力，都能感受到快乐。我们还可以和朋友一起运动，互相鼓励、互相监督，在欢声笑语中共同进步，让减肥变得更加有趣。

充足睡眠也是科学体重管理中不可或缺的一环，良好的睡眠是调节激素平衡、控制食欲的秘诀，也是快乐减肥的保障。每晚7～9小时的高质量睡眠，有助于减少因疲劳而导致的暴饮暴食，让身体在休息中恢复活力。当我们拥有充足的睡眠后，第二天醒来会感觉精神饱满、心情愉悦，更有动力去面对减肥的挑战。在睡眠中，我们的身体会进行自我修复和调整，就像给身体做了一次深度的"美容护理"，醒来后的我们将焕然一新。

心理调适同样不容忽视。减肥之路，难免会有波折。我们会遇到平台期，体重不再下降；会受到美食的诱惑，忍不住想要放弃；会因为别人的评价而产生自我怀疑。这时，学会识别情绪化进食的诱因，用散步、阅读等健康方式排解压力，保持积极乐观的心态，就成了持续前行的动力。当我们用散步代替暴饮暴食，在欣赏大自然美景的过程中，心情逐渐平静，压力也随之消散；当我们沉浸在书籍的世界里，忘却了减肥的烦恼，获得了精神上的滋养。这些健康的排解压力方式，让我们在面对困难时，能够以乐观的心态去应对，把减肥过程中的挫折都当作成长的磨砺，从中汲取坚持的力量。

轻断食，作为一种流行的减肥方式，虽有一定效果，但并非人人适宜。它要求我们在限制进食时间的同时，确保营养均衡，避免肌肉流失。然而，许多人盲目跟风，忽视了自身的身体状况和营养需求，导致身体受损。这是因为他们缺乏对轻断食的科学认知，没有充分了解其适用范围和潜在风险。其实，如果我们以快乐的心态去尝试轻断食，把它当作一种对身体和心灵的"小假期"，在专业人士的指导下，合理安排饮食和作息，也许能在这个过程中发现新的生活节奏和乐趣。但一定要谨慎评估自己的身体状况，咨询专业人士的意见，确保在安全的前提下进行。

亲爱的朋友们，减肥之路虽长且艰，但请相信，每一步的努力都不会白费。每一次克制美食的诱惑，都是一次自我成长的感悟和体验；每一次坚持运动后的汗水，都是身体蜕变的快乐见证；每一次早睡早起为身体充电，都是对未来快乐生活的美好投资。让我们以科学为指南，不断提高认知水平，融入快乐减肥的思想和理念，以政策为支持，以健康为目标，携手前行。在追求健康与美的道路上，愿我们都能成为更好的自己，享受生命的美好与丰盈，收获满满的幸福。